河南省自然科学基金青年科学基金项目（242300420399）
国家卫生健康委科学研究基金——河南省医学科技攻关计划
省部共建青年项目（SBGJ202403028）

去泛素酶抑制剂抗肿瘤作用机制研究

刘珍珍　著

郑州大学出版社

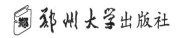

图书在版编目(CIP)数据

去泛素酶抑制剂抗肿瘤作用机制研究 / 刘珍珍著. 郑州 : 郑州大学出版社, 2024. 10. -- ISBN 978-7-5773-0736-7

Ⅰ. R975;R961

中国国家版本馆 CIP 数据核字第 2024W846Q2 号

去泛素酶抑制剂抗肿瘤作用机制研究

QU FAN SU MEI YIZHIJI KANG ZHONGLIU ZUOYONG JIZHI YANJIU

策划编辑	李龙传	封面设计	苏永生
责任编辑	张彦勤	版式设计	苏永生
责任校对	董　珊	责任监制	李瑞卿

出版发行	郑州大学出版社	地　　址	郑州市大学路 40 号(450052)
出 版 人	卢纪富	网　　址	http://www.zzup.cn
经　　销	全国新华书店	发行电话	0371-66966070
印　　刷	郑州宁昌印务有限公司		
开　　本	710 mm×1 010 mm　1 / 16		
印　　张	9	字　　数	168 千字
版　　次	2024 年 10 月第 1 版	印　　次	2024 年 10 月第 1 次印刷

书　　号	ISBN 978-7-5773-0736-7	定　　价	48.00 元

前言

蛋白泛素化是蛋白质翻译后修饰之一，在调节蛋白的稳定性及相关的细胞功能方面具有关键作用，既往研究主要集中在靶蛋白的泛素化调控机制。然而，近期研究表明去泛素化酶（deubiquitinating enzyme，DUB）催化的去泛素化在调节许多生化途径中也起着类似的重要作用，其中去泛素化酶USP28（ubiquitin specific peptidase 28，USP28）具有逆转泛素化的作用，可通过各种途径直接影响肿瘤的发生及发展，在调控 DNA 损伤、转录因子的表达以及在多种癌细胞中发挥着重要的作用，故而 USP28 是一个热门的抗肿瘤靶点之一。

为了寻找高效 USP28 抑制剂，并对其在细胞水平的抗肿瘤作用机制进行深入研究，进而为以 USP28 为靶点抗肿瘤新药的研发及揭示肿瘤恶性转移的分子机制提供重要实验依据，我们课题组利用工程菌大肠杆菌，成功建立原核表达载体，并纯化得到人源重组蛋白 USP28，建立了基于荧光检测USP28 抑制剂筛选模型。此后以 100 μmol/L 为单点浓度，对 600 多个结构的化合物进行筛选，得到抑制 USP28 活性的目标化合物，后围绕此化合物设计合成系列新结构的化合物。另外，我们课题组评价了部分化合物的 USP28酶抑制活性，并对其构效关系进行分析，结果显示，活性最好的化合物 29 的IC50 为（1.10±0.02）μmol/L。通过对其进行深入研究发现，化合物 29 可以可逆性抑制 USP28 活性，对 USP28 高表达的胃癌细胞株有很好的抑制作用，且对 HGC-27 细胞株抑制效果尤为显著，并可介导 LSD1 和 c-Myc 的降解及半衰期的变化，低浓度抑制细胞的迁移和 EMT 过程。此发现是对 USP28 抑制剂化学结构类型的全新补充，对进一步研究 USP28 的生物机制及抗肿瘤药物的发现和研究都具有一定的意义。

在郑州大学药物研究院课题组成员的帮助下，我自博士期间开始进行该项研究，时至今日已有数年。回首往昔，那些为寻求更佳的实验方法而工作到凌晨的日子仍历历在目。如今，USP28 逐渐受到更多研究者的关注，靶向治疗正成为更多癌症患者的福音。此书所呈现的实验方案及流程，期望能够为更多药学研究者探索高效、高选择性的新型去泛素化酶抑制剂提供依据，以期能够诞生更多以泛素-蛋白酶体通路为靶点的新型抗肿瘤药物。

最后，万分感谢郑州大学出版社为此书出版所提供的宝贵建议及课题组提供的帮助。

编者

2024 年 6 月

目录

第一章　绪　论

第一节　蛋白质降解概述

蛋白质的降解调控着动物、植物、微生物等体内的几乎大多数的生命活动。人类细胞中有两条重要的蛋白质降解途径:一条是溶酶体途径,不需要消耗 ATP 能量,主要功能是调控降解细胞膜和细胞外的蛋白质;另一条是泛素介导的蛋白酶体通路,此过程是高度保守的,且是一种需要 ATP 的、具有特异性的蛋白质的降解途径,调控着动植物等细胞内蛋白质 80% 的降解。近一百年来,蛋白质生物合成方面的研究一直备受热捧,但是蛋白质的降解这一领域却长期被忽略。直到 2004 年,欧文・罗斯(Irwin Rose)等三位科学家研究了泛素蛋白诱导的蛋白质降解新途径,在 2004 年获得诺贝尔化学奖,自此小分子泛素降解的研究开始被关注,进而说明,蛋白质的合成和降解一样重要。

一、泛素-蛋白酶体通路

泛素-蛋白酶体系统(abiquitinproteasome system,UPS)用于选择性地靶向蛋白质并将其降解。此路径包括靶蛋白的泛素化(ubiquitination)、靶蛋白的去泛素化(deubiquitination)和蛋白酶体降解(proteasomal degradation)(图 1-1)。

蛋白质是身体功能的执行者,也是生命活动的直接执行者,生命过程中几乎所有的活动都离不开蛋白质的参与。"蛋白质"这个词语最早在 1838 年被提出,源于希腊文"proteios",即为"首要的物质"。科学家们对蛋白质合成的相关研究至少已有五项获得诺贝尔奖。在人类基因组中,参与

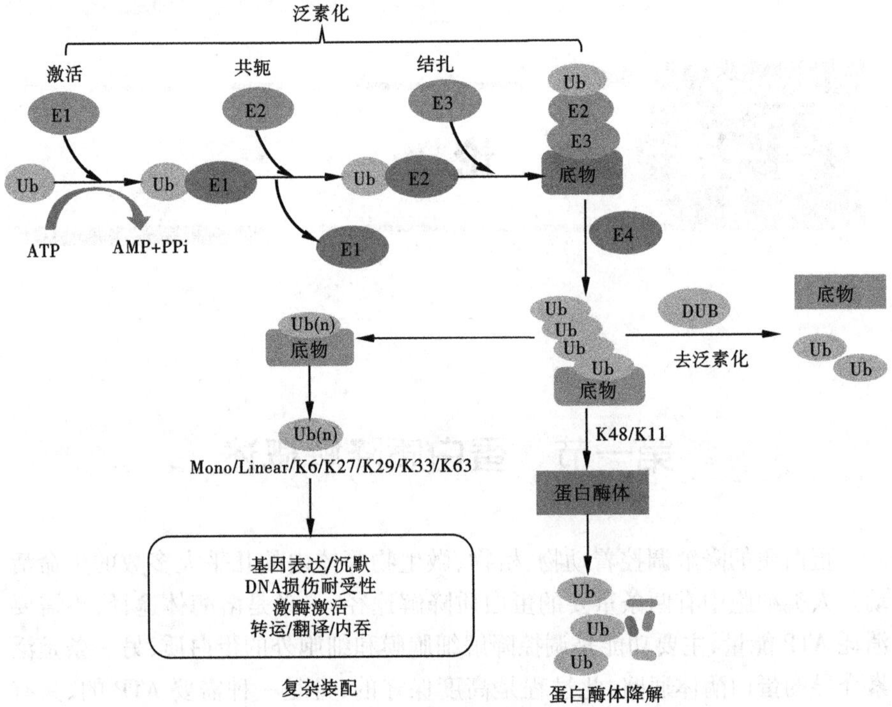

图 1-1　泛素-蛋白酶体通路

蛋白质合成的相关基因大概占 1%，而与蛋白质降解相关的基因大于 3%，说明蛋白质的降解和合成一样重要。蛋白质降解途径通过泛素介导，表现为蛋白质功能的终结，此过程主要包括底物酶被泛素化修饰，然后被蛋白酶体降解两个过程[1]。大多数的真核生物，但不包括芽殖酵母，其含有去泛素化作用的一个亚分子基团，命名 UCH37。最近的科学研究表明，亚分子 hRpn13，存在于人类蛋白酶体 PA700 中。此蛋白通过自身羧基末端的结构域可与 UCH37 发生结合，而芽殖酵母类似于 hRpn13 羧基末端的结构区域是一个相对长度短点的同源体亚型。

在 2003 年，一种新型的蛋白酶体抑制剂 Velcade（PS-341，万珂），被美国食品药品监督管理局（FDA）批准用于多发性骨髓瘤的临床治疗，欧洲药品评价机构（EMEA）也在 2004 年 4 月批准了该药物在欧盟的临床应用。这是首个以蛋白降解酶为靶点分子的抗癌新药，在接近 46 个国家上市，包括我国在内。同时，我国的中草药研究应该与国家最前沿的科学研究方法相结合，以拓展创新，蛋白酶体抑制剂的上市也为中药的新药研发以及中药的现代化转化提供了一个新的探索方法。现已经发现植物雷公藤中具有的抗癌活性分子雷公藤红素，就是一种中草药组分的蛋白酶体抑制剂，其作用机制是通过抑制癌细胞内的蛋白酶体活性最终诱导癌细胞发生凋亡[2]。研究发现，蛋白酶体的活性在某些条件下被特异性的调节因子调控[3]，假如以这些调节因子为新的靶点，将有可能研发出更加高选择性和特异性的抗癌新药。

二、泛素-蛋白酶体通路与人类疾病的关系

对维持机体正常的一些生命活动，泛素-蛋白酶体通路显得很重要。以此途径相关参与分子为靶点，或许可以成为多种临床疾病的科学治疗新思路。E3 对底物蛋白泛素化的时空性和特异性具有决定性意义，能够间接调控蛋白酶体介导的某些特异性的蛋白底物被降解。致癌基因蛋白/生长促进因子，如 Cyclin B 和 HIF 等的降解受阻。p27 的泛素化和降解是由含有 Skp2 的泛素连接酶 SCF 催化的。在正常细胞中，抑癌基因 *P*53 的半衰期很短暂，在泛素连接酶 Mdm2 的作用下被泛素化后，进而被蛋白酶体降解，但 Mdm2 的过表达会促进 *P*53 的降解，从而导致细胞的增殖异常。总之，与泛素化直接相关的抑癌基因的突变或者下调，或促癌基因蛋白水平的提高，最终将会引起肿瘤的发生。这些发现说明在癌症发生及诊治中，泛素-蛋白酶体通路（UPS）发挥了重要作用。泛素介导的蛋白质降解也与神经退行性疾病关系密切，如 Parkin 是泛素连接酶，与 E2、UbcH7 和 UbcH8 共同催化多种底物的泛素化调节。已知 *Parkin* 基因突变可引起多巴胺类神经元的毒性损伤，最终引起常染色体隐性少年型帕金森病（autosomal recessive juvenile parkinsonism）。去泛素化酶的失调也与帕金森病相关。例如，去泛素化酶 UCH-L1，基因突变可能导致其酶活性的丧失，减少了泛素分子的及时补充及底物蛋白的降解，最终导致黑质病恶变[4]。这些研究证明，泛素诱导的蛋白质降解在帕金森病、癌症等重大疾病的发病机制中起着重要的调控作用。但是，其中的具体机制目前仍不清楚。

三、溶酶体及其在蛋白质降解中的作用机制研究

细胞膜外蛋白质和膜内蛋白主要被溶酶体（lysosome）内的蛋白酶所降解。1955 年，克里斯琴（Christian De Duve）首先发现了溶酶体，其属于真核生物细胞中的一类细胞器，是一种被单层膜包被的囊状形结构，直径大小为 0.025 ~ 0.800 μmol/L；其内含有多种相关的水解酶，主要功能是

分解内源性和外源性的生物大分子物质。一般分为初级和次级等两类溶酶体。高尔基体和内吞体的复合结构出芽脱落,含有新合成的溶酶体膜包被蛋白和水解酶的共同转运小泡相融合,进而水解催化内吞蛋白。当内吞体膜成分丢失以后,pH 值减小,我们称之为次级溶酶体。吞噬溶酶体(heterophagic lysosome)是吞噬体(phagocytic vacuole)和初级溶酶体或者溶酶体相融合而成;而自噬溶酶体(autophagic lysosome)是自噬体(autophagic vacuole)和初级溶酶体或者是溶酶体相融合而形成。溶酶体的生物学功能主要包括细胞的外吐和内吞(endocytosis)、吞噬(phagocytosis)、自噬(autophagy)等作用。大多数的动物细胞都含有溶酶体,除了哺乳类红细胞。截至目前,研究表明溶酶体内含有50多种偏酸性的水解蛋白酶,包括硫酯酶、蛋白酶和磷酸酯酶等。

溶酶体内的蛋白酶具有以下特征:①溶酶体内的蛋白水解酶一般呈现游离的存在状态,且溶酶体膜内表面携带负电荷(溶酶体膜蛋白大多为糖蛋白),这样能够保护细胞自身,防止被消化,从而发挥其正常的生理作用。②溶酶体周围胞质中的pH是7.2,而别的水解酶在pH接近5的时候活性最好,原因是溶酶体膜内的转运蛋白质需要消耗ATP水解的能量以便能够把胞质内的 H^+ 泵入溶酶体内,维持了比较低的pH环境。③溶酶体膜被损坏后,水解蛋白酶被转运到到膜外,细胞出现自溶现象,所以底物只有进入溶酶体内以后才能被水解。

溶酶体具有重要的生理功能,真核细胞内的一些细胞器发生更新,原生动物可以借助溶酶体消化吸收摄入的食物。在机体的白细胞内,具有溶酶体特性的颗粒物质能够消灭入侵的一些病原微生物。如果溶酶体的功能和特殊结构异常,将引起多种疾病的发生。当机体内发生基因缺陷,导致溶酶体内缺少某种蛋白水解酶,进而使得相关蛋白底物不能被及时水解清除而在溶酶体中造成积蓄,造成细胞代谢障碍,形成溶酶体贮积症(lysosomal storage disease)。另外,溶酶体活性降低或者细胞内摄入过多,溶酶体在细胞内出现过载现象等亦可引起此病的发生。溶酶体的功能异常还和老年痴呆、脑卒中以及类风湿性关节炎紧密相关。

第二节　泛素和泛素化修饰作用

一、泛素

免疫生成性多肽(ubiquitous immunopoieticpolypeptide),即泛素(Ubiquitin, Ub)是一条由76个氨基酸残基(泛素氨基酸序列:M1QIFVK6TL8TGK11TITLEVEPSDTIENVK27AK29IQDK33EGIPPDQQRLI44FAGK48QLEDGRTLSDYNIQK63ESTLHLV70LRLRGG76)组成的小分子蛋白(MW:8.6 kDa,pI:6.7)。泛素的氨基酸序列高度保守,具有很好的热稳定性。X射线衍射分析显示,泛素分子是一个紧密的球形结构。泛素通常以两种形式存在,一种是游离的形式,另一种是通过羧基基团连接到蛋白质特定的赖氨酸侧链的ε位氨基酸基团或与底物的α氨基共价结合在一起,即产生异肽键(Iso-peptide)。泛素本身具有多个赖氨酸(含有7个赖氨酸Lys,K),可组成单泛素化或多聚泛素链(poly chain)。

最终蛋白酶体降解底物蛋白,首先识别泛素分子本身L8、I44和V70等氨基酸,通过疏水性作用而摄取底物蛋白进入其四级结构通道,水解为短肽片段。最新研究表明[5],泛素分子本身有多种修饰,即包括发生自身泛素化修饰的位点Met和Lys(M1 K6 K11 K27 K29 K33 K48 K63),乙酰化位点Lys(K6 K11 K27 K33 K48 K63 K29),磷酸化位点Ser、Thr和Tyr(T7 T12 T14 T22 T55 T66 T9 S20 S57 S65 Y59)等。由此可见,泛素本身的多种修饰使得UPS通路更加复杂化,使得今后的科学研究充满挑战。

二、泛素结合蛋白

泛素在修饰蛋白时,可以有不同的结合形式,不同的修饰形式发挥着不同的生物学功能,如泛素链K29和K48使底物被蛋白酶体途径降解;泛素多聚链K63具有非蛋白水解功能。一般把能够和泛素分子结合的蛋白质称为泛素结合蛋白。目前有8种类型的泛素结合结构域被报道,如UBA、UIM、CUE、GAT、UEV、NZF和PAZ等。泛素结合蛋白结合泛素分子,或传递蛋白质分子的泛素化信号,或促进泛素的结合和解聚。泛素结构域,可以特异性直接非共价结合单个泛素分子、多聚泛素链或泛素化底物，存在于一些具有广泛生物学功能的蛋白质中。目前所认识的泛素结合结构域数量较少，结构各异，但都同泛素表面的一个疏水部位相互作用。表 1-1 列出了已鉴定的泛素结合蛋白结构域。

表 1-1 已鉴定的泛素结合蛋白结构域

结构域名称、长度(aa)和结构域	鉴定方法
UBE(145)同 E2 催化结构域	GST-Ub 结合方法
NZF(ZnF-RBZ)(35) 锌指结构，4 个反向平行的 b-链结构	泛素蛋白结合方法
PAZ(ZnF-UBP)(58)未知	GST-Ub 结合方法
UBA(45-55)3 个螺旋束结构	Ub-亲和层析方法
UIM(20)两性螺旋结构	生物信息法
CUE(42-43)3 个螺旋束结构	双杂交方法
GAT(C-teminus)(135)3 个螺旋束结构	GST-Ub 结合方法
VHS(150)8 个右手超螺旋结构	Ub-亲和层析方法

三、泛素化作用

蛋白质是生命活动的主要执行者。蛋白质可以通过共价修饰的方式结合多种分子，发挥重要的调节功能，比如蛋白的构象、酶活性、细胞定位、蛋白质与蛋白质之间的相互作用以及蛋白质的稳定性等方面。蛋白质翻译后修饰(post translational modification)发生快速且可逆。蛋白质翻译后修饰既包括小分子基团介导的修饰(如磷酸化、甲基化、乙酰化、糖基化)，又包括大分子基团介导的修饰[如棕榈酰化(palmitoylation)]。蛋白质也可作为修饰的单元，共价连接到被调控的底物蛋白质氨基酸残基上，调控细胞的活动。然而泛素作为一种重要的蛋白质修饰单元类型，泛素化修饰的基本功能已经得到了全面深入的研究。

泛素和底物酶的赖氨酸末端残基以共价结合的方式称为泛素化修饰作用(ubiquitination)。泛素化是一个多级酶联反应过程，其中包括 3 个酶系 E1、E2 和 E3。此途径中，E3 泛素连接酶主要发挥比较重要的作用，决定了底物酶被泛素化修饰的时空性和独特性。最终连接结果是一个泛素分子的

C-末端甘氨酸与另一个有7个赖氨酸残基的泛素的N-末端或赖氨酸残基结合（Lys6，Lys11，Lys27，Lys29，Lys33，Lys48，或Lys63），遵循首尾规则，以形成线性[6-7]。已报道泛素可以通过单体（mono-ubiquitination）、寡聚体（oligo-ubiquitination）或多聚泛素链（poly-ubiquitination）的方式共价交联到底物蛋白质上。底物蛋白质上修饰的位点有一定的倾向性。对绝大多数底物蛋白质而言，泛素化修饰的位点无法缩小到一个或几个确定的赖氨酸残基。多聚泛素链分支的方式主要是通过泛素自身的K29、K48或K63位点。不同的分支方式形成不同构象的多聚泛素链，表征不同的细胞信号，引起细胞对底物蛋白质的不同效应。K48连接的和K11连接的多聚泛素链被认为是26S蛋白酶体识别的主要信号，作用是起始蛋白质降解的信号分子[8-9]。而通过K63分支的多聚泛素链被发现参与DNA修复或细胞信号转导通路的主动调节过程，没有发现相关蛋白质被降解。K63多聚泛素链参与DNA修复和细胞内吞作用，同时，Lys63连接的线性多聚泛素链已被证明通过激活通路NF-κB来调节免疫系统[10-11]。

四、泛素与蛋白质底物结合所需的酶

（一）泛素活化酶

泛素活化酶（E1）是催化泛素与蛋白质底物结合所必需的第一个酶，一个E1可与全部泛素特异性E2酶进行反应。此步反应需要水解ATP提供能量，简言之，E1与ATP结合，催化泛素羧基末端腺嘌呤化，释放无机焦磷酸（PPi）。半胱氨酸硫醇被活化，进而激活腺嘌呤核苷酸中间产物上的羧基，最后形成泛素-硫酯键。在转硫醇反应中，泛素分子从E1半胱氨酸的活性位点转移到E2的半胱氨酸活性位点。最终结果是E1通过其活性位置的半胱氨酸残基在泛素的羧基末端形成高能的硫酯键而激活泛素化途径中的所有泛素分子。E1在细胞中的存在比较丰富，是细胞生存所必需的多肽，在进化中很保守。真核生物细胞内具有E1的编码基因，包括人类*UBE*1基因和酵母*UBA*1基因。

（二）泛素结合酶

泛素载体蛋白质（ubiquitin-carrier protein），也称为泛素结合酶（E2），是泛素与蛋白质底物结合所需要的第二个酶。其在泛素和底物蛋白质之间催化形成异肽键，在泛素化中起着重要的作用。与E1不同，细胞内有多种E2。

但是，存在有些 E2 样蛋白含有 UBC 核心结构，但缺乏发挥关键作用的半胱氨酸活性位点。其中的一些泛素酶异构体（UEVs）可与活化 E3s 共同作用形成特殊的泛素连接物，包括 Uev1 与 UbcH13、Traf6 共同作用，特异性介导 K63 多聚泛素链的形成。酵母 E2s、Ubc4p 以及 Ubc5p 与人类 UbcH5 家族具有同源性。

（三）泛素-蛋白质连接酶

泛素-蛋白质连接酶，又称泛素连接酶（ubiquitin-ligating enzyme；E3）是泛素与蛋白质底物特异性结合第三个酶。泛素化反应是一个复杂的多级反应系统，主要包括 E1、E2、E3。在人类的基因组中，只有一种编码 E1 的基因，少于 60 种编码 E2 的基因，以及多于 400 种编码 E3 的基因。三种酶在细胞中的数量分布呈“金字塔”形，位于“塔底”的 E3 种类最多，决定着降解底物的特异性。依据这些结构域的不同，E3 可分为 HECT 类、RING-Finger 类、U-box 类三大类。这三类连接酶通过各自独特的作用方式完成催化底物蛋白泛素化反应中最为关键的反应；这一反应也对蛋白质泛素化后续的蛋白酶体或其他生理功能起着决定性作用。E3 受到包括在转录水平上的调节、翻译后的磷酸化修饰、被自身泛素化修饰等相关调控，以保障细胞内大多蛋白质处于动态平衡。假如这些调节遭到破坏，会引发细胞生理上的相关病变。

E3 的基本作用模式主要分为 3 个阶段，即 E3 与 E2 的识别和相互作用、E3 与底物蛋白的识别和相互作用、E3 催化泛素与底物蛋白连接及泛素与泛素之间的连接（图 1-2）。一些泛素化的协助蛋白称为 E4。

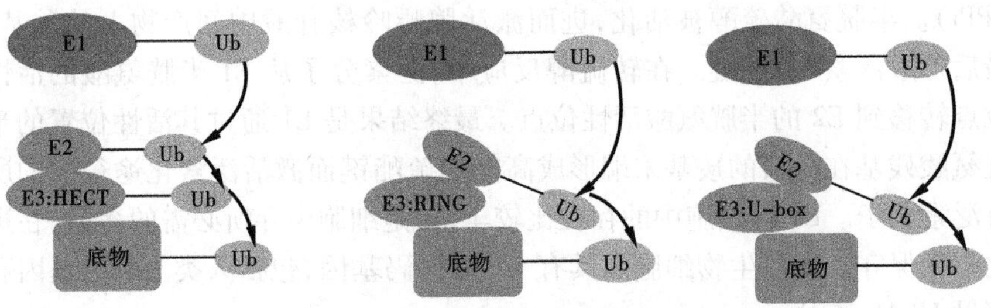

图 1-2　E3 连接酶作用底物蛋白被泛素化修饰途径

第三节 类泛素蛋白和类泛素化修饰作用

一、类泛素蛋白

类泛素蛋白(Ubls)是一类在三维结构上和泛素相似的其他调控蛋白。其可分两类,一种是类泛素修饰蛋白(UBL),和泛素一样具有结合靶蛋白的能力。此类蛋白以游离形式存在,或在特异性酶的作用下,和其他蛋白质通过共价结合的形式存在。目前研究较多的Ubls,包括小泛素样修饰因子(SUMO),泛素交叉反应蛋白(UCRP,也称为干扰素刺激基因15),泛素相关修饰因子-1(URM-1),神经元前体细胞表达发育下调蛋白-8(NEDD8,酵母中也叫Rub1),人类白细胞抗原F相关(FAT10),自噬8和自噬12(ATG8和ATG12),Fau泛素样蛋白(FUB1),MUB(膜锚定UBL),泛素折叠因子-1(UFM-1)和泛素样蛋白5[BL5,同源于裂殖酵母中的泛素1(Hub1)]。Ubls除了ATG12、URM-1和FAT10这类蛋白表达为成熟的蛋白,有些Ubls蛋白(包括泛素蛋白)一般表达为无活性的前体,经过特定蛋白酶剪切作用,变成成熟的蛋白。Ubls引起的类泛素化过程和泛素所引起的泛素化过程极其相似。泛素一般可以通过不同赖氨酸残基形成多聚泛素链,Ubls则不能。

另外一种类泛素蛋白称为非结合泛素结构域蛋白(UDP),包含一个泛素结构域(与其他蛋白质不结合)。泛素结构域(UBD,即为Ubl)位于其N端的UBD结构域(UD)。UBD的特点是通过疏水作用和26S蛋白酶体的结合,因此主要在泛素-蛋白酶体通路中发挥作用。

Nedd8是一个类泛素化蛋白,与泛素的序列同源性约为60%。Nedd8是cullin蛋白家族的成员之一。cullin可与E3连接酶组成SCF(Skp1-Cul1-F-box)复合物。SCF复合物对重要的靶蛋白进行泛素化修饰,然后被蛋白酶体降解,调节许多重要的细胞生物学功能。不同的SCF复合物调控细胞周期和激活转录因子。SCF复合物含有cullin家族的Cul1,有些E3连接酶复合物也有cullin家族其他成员参与调节,比如Cul2、Cul3、Cul4A、Cul4B或Cul5。另外,Nedd8可增加SCF复合物中的E3泛素连接酶活性。Nedd8也有修饰和负调节Mdm2和P53活性的作用。Nedd8的转录后修饰与泛素一样,需要E1、E2、E3的持续激活,其E1是一个异二聚体复合物,含有

APPBP1(约 60 kDa)和 UBA3(约 49 kDa)两个亚基。APPBP1 和 UBA3 分别构成泛素激活酶的氨基端和羧基端。APPBP1-UBA3 先在 ATP 和 Mg^{2+}的存在下,催化 Nedd8 的羧基末端 Gly76 的腺苷酰化。催化半胱氨酸和 Nedd8 的羧基 C 末端之间形成硫酯键。与 E2(Ubcl2)最后结合,利于 Nedd8 向 Ubcl2 的半胱氨酸转移。

UbE1 L(E1 ISG15 酶)是一个分子量约为 120 kDa 的蛋白,与泛素 E1 Ub 结构相似,而 SUMO 和 Nedd8 的 E1 酶是异二聚体。ISG15 是分子量大小为 15 kDa 的泛素样蛋白或 Ubl,在 N 末端和羧基 C 末端含有两个泛素结构域。MLN4924 是最先发现的 NEDD8-激活酶(NAE)的小分子抑制剂,可阻断 cullin neddylation,致使 Cullin-RING E3 泛素连接酶(CRL)失活,导致 CRL 的几个重要蛋白底物表达水平累积,最终通过诱导细胞凋亡来抑制肿瘤的生长。

二、类泛素化、类泛素化通路酶以及类泛素化修饰作用

一类含有泛素结构域,结构与泛素分子相似的类泛素分子,也可以修饰蛋白质,这些类泛素分子修饰蛋白的作用称为类泛素化。类泛素的羧基端为甘氨酸,发生与泛素分子相似的生化反应,最终共价结合在底物蛋白的特定赖氨酸残基侧链的氨基上,形成异肽键。类泛素化过程也有相应的 E1、E2、E3 酶参与,参与酶及类泛素化相对应的作用机制见表 1-2。

表 1-2 类泛素蛋白、参与酶和生物功能

类泛素蛋白名称(与泛素分子同源性/%)	参与酶	修饰底物靶蛋白及生物功能
ISG15(27,29)	E1:UBE1 L;E2:UBCH8	(PLC1,JAK1,STAT1;ERK1/2)正调节干扰素相关免疫反应;调节细胞生长与分化
FUB1(37)		(Bcl-G)负调控白细胞的激活与增殖
NEDD8(58)	E1:APPBP1-UBA3;E2:UBC12;E3:Roc1,Mdm2;DCE:DEN1,UCHL1;UCHL3,USP21	(P53,Mdm2)正调控泛素连接酶 E3 的蛋白活性;引导底物蛋白被蛋白酶体降解

续表 1-2

类泛素蛋白名称(与泛素分子同源性/%)	参与酶	修饰底物靶蛋白及生物功能
FAT10(26,29)		(MAD2)通过纺锤体聚集来调控细胞周期检验点诱导底物被蛋白酶体降解
SUMO1(18)	E1:UBE1 L;E2:UBCH8	控制蛋白稳定性,功能和定位,与泛素生物功能相反
SUMO2 SUMO3(16)	E1:UBE1 L;E2:UBCH8	转录调控,细胞周期进程
Apg8(10)	E1:UBE1 L;E2:UBCH8	(磷脂酰乙醇胺)吞噬作用,调控胞质到液泡转运过程
Apg12(17)	E1:UBE1 L;E2:UBCH8	(Apg5)吞噬和调控胞质到液泡转运过程
Urm1(22)	E1:UBE1 L	(Ahp1)在氧化应激过程发挥作用
UBL5(25)		(CLK4)mRNA 剪切
Urm1(16)	E1:UBE1 L;E2:UBCH8	内质网应急中发挥作用

第四节 蛋白酶体的结构和降解机制

一、蛋白酶体的组成和结构

蛋白酶体(proteasome)是一种筒状的蛋白质复合物,包括两个19S“帽”结构(含有 ATP 酶和去泛素化酶)和一个20S“核心”结构(四个七聚环,α 亚基是结构性的,而 β 亚基主要是起催化活性)。底物蛋白被泛素化后,被19S调节颗粒识别出来,并让 α 亚基放行,进入20S 颗粒的内部与 β 亚基的蛋白水解活性位点结合,随后被降解掉(图 1-3)。

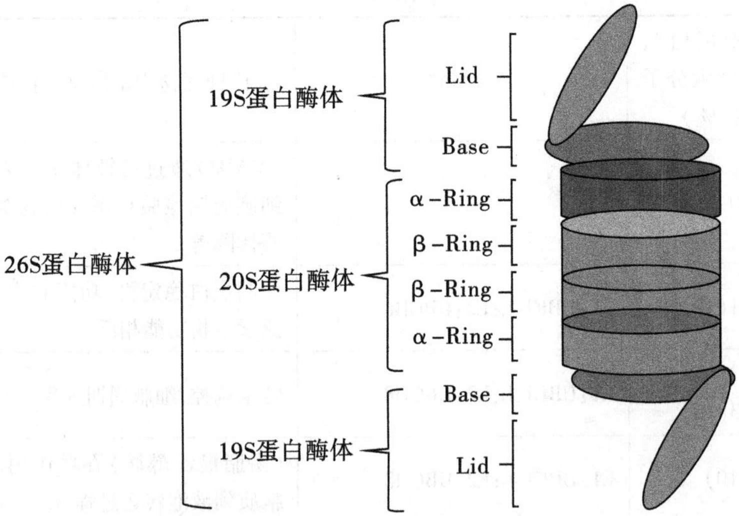

图 1-3　26S 蛋白酶体结构

26S 蛋白酶体主要由 19S 调节颗粒(PA700)以及 20S 蛋白酶体(蛋白酶体降解中心)所组成。20S 蛋白酶体一般包括三种酶降解的催化活性位点。此催化活性位点主要分布在圆筒状的 20S 蛋白酶体内腔室内,可与底物存在物理性的屏蔽作用而不能相互靠近。为接近催化活性位点,底物蛋白首先得越过 20S 圆筒状两边比较狭窄的孔道。PA700,分子量大小是 700 kDa,是一个蛋白酶体激活因子,同时也构成 26S 蛋白酶体的调节部分,主要调控底物进入蛋白酶体的催化区室。多数 19S 调节颗粒亚单位的功能目前不清楚,但已知其中的 Rpn11 可催化去泛素化(Deubiquitination)以能够去除底物上的多聚泛素链修饰,尽管多聚泛素修饰是底物可以识别的信号的,但在底物被转运至 20S 蛋白酶体前必须被去泛素化酶去泛素化。26S 蛋白酶体(proteosome)主要功能是作用多聚的泛素化修饰。20S 蛋白酶体,起催化水解作用的一个主要的复合体,由 2 个 β 环(内层)和 2 个 α 环(外层)组成,底物识别的主要是 α 亚基,参与底物降解的主要是 β 亚基。在某些特定的条件下,19S 复合体,可分为 2 个次级复合体,包括一个底座(base) 和一个盖子(lid) 。底座具有能量 ATP 酶活性,与底物的泛素化修饰有关,而盖子在泛素分子的循环利用方面具有很重要的功能。19S RP 去泛素化活性的有效构成是盖子和底座,二个复合体都具有独特的蛋白复合体结构和特异性功能(图 1-4)。

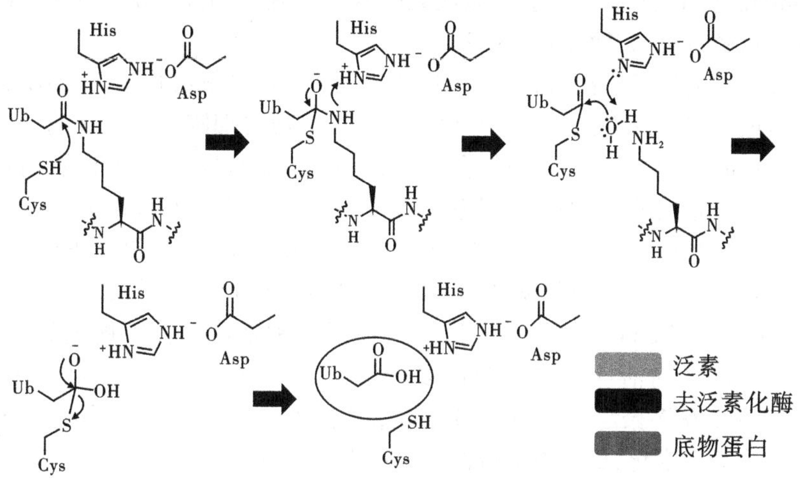

图 1-4 去泛素化酶去泛素化机理

二、蛋白酶体降解机制

细胞内绝大多数蛋白质通过 ATP 和泛素依赖的蛋白酶体途径降解。蛋白酶体降解机制具体可分为如下几步。

首先是蛋白酶体识别、结合泛素化底物蛋白。19S 复合物的主要作用是识别多聚泛素化降解信号时,泛素分子以 G76-K48 异肽键相连接形成多聚泛素链,才能被蛋白酶体特异性地识别并通过疏水作用相结合,而单个泛素分子不能被识别。

其次是去折叠被降解底物蛋白进入蛋白酶体降解结构域。20S 蛋白酶体降解腔通道通常比较狭窄,主要由 α 环组成,一般天然折叠结构的蛋白无法通过,而去折叠则需要 ATP 参与。RP 和 CP 复合物的结合需要 ATP 水解提供能量,ATP 水解提供能量还与开启降解腔通道、去折叠、去折叠底物蛋白通过门控通道进入降解结构域等过程相关。

再次是底物蛋白被降解以及蛋白酶体的传递作用。底物蛋白可被蛋白酶体水解为 3～23 个氨基酸的片段,平均长度为 8～9 个氨基酸。这些降解氨基酸片段在细胞中不聚集,进一步会被蛋白酶(TPPII 和 THIMET)水解,而少部分降解氨基酸片段被转运至内质网内,MHC Ⅰ类分子识别,传递给免疫细胞。20S 蛋白酶体中 3 个具有酶活性的 β 亚基具有不同的水解特点:β5 亚基识别水解疏水性氨基酸的异肽键;β1 亚基可水解酸性或疏水性氨基酸的异肽键；β2 亚基主要水解碱性或疏水性氨基酸的异肽键。20S 蛋白酶体可以水解所有氨基酸的异肽键。

最后是去泛素化作用。26S 蛋白酶体可特异性降解底物蛋白，而不会降解泛素或者多聚泛素链。去泛素化的作用可以使得细胞内的泛素分子动态平衡，进而始终被循环利用。复合物中的 Rpn11 亚基具有特异性活性位点，即 Zn^{2+} 金属蛋白酶，使得泛素链从泛素化底物蛋白上被解离下来。在完整的 26S 蛋白酶体中，Rpn11 以 ATP 依赖的方式水解多聚泛素链。19S 调节复合物上还结合有两个半胱氨酸蛋白酶，即 Upb6/USP14 和泛素 C 端水解酶 37(UCH37)。Upb6 同时具有去泛素化酶活性和蛋白酶体降解逆转活性。蛋白酶体降解的活性主要是调控多聚泛素链的形成和水解的动态平衡。UCH37 一般从多聚泛素链的远端开始水解泛素分子，发挥的作用是使底物蛋白不完全泛素化，最终不被蛋白酶体识别并降解。

以上四步简述了底物经蛋白酶体降解的过程，每个过程之间是相互紧密联系的，包括降解底物蛋白的去折叠、去泛素化和进入 20S 蛋白酶体降解结构域等，一般认为是同时进行且彼此相互竞争的。

第五节　去泛素化及去泛素化酶

一、去泛素化

蛋白的泛素化修饰可调节细胞内大多数的生命活动[12]，去泛素化酶调节的去泛素化修饰也作用于大部分生理活动。例如，增强关键蛋白的稳定性[13]。真核细胞内，小分子泛素以前体形式合成，泛素是由串联重复的泛素基因表达或通过和两种核糖体蛋白(由 52 或 76 ~ 80 个 aa 组成)基因之一串联表达的，其产物为由肽键连接起来的线性融合泛素或融合的泛素-核糖体蛋白。如果是通过和核糖体蛋白基因串联表达，这些核糖体蛋白的表达水平会增强，同时也增加了它们结合入核糖体的能力。翻译合成后，融合蛋白会迅速地被多种去泛素化酶 DUB 切割开。因此，DUB 在生成游离的泛素以及某些核糖体蛋白中发挥重要的作用。但泛素却是一种非常稳定的蛋白[14]。

二、去泛素化作用机制

去泛素化酶大多属于半胱氨酸蛋白酶，其结构包含半胱氨酸盒和组氨酸盒，且是比较保守的片段，总体组成催化三联体结构。去泛素化过程：天冬氨酸极化，使得组氨酸质子化，由谷氨酸或者天冬氨酸提供有一个氧离子洞过度稳态，组成四面体，进而半胱氨酸切割底物和泛素之间的异肽键，最后生成一分子水（图 1-4）。

三、去泛素化酶亚家族成员

蛋白酶的泛素化共价修饰是具有可逆转性的，泛素化修饰的底物酶不是所有都会被泛素介导的途径降解，泛素分子以及类泛素蛋白分子可从结合的底物蛋白酶上被去除掉通过蛋白酶体的方式，此称为去泛素化调节，反应的酶我们叫去泛素化酶（deubiquitinating enzyme，DUB）。去泛素化酶大多属于半胱氨酸活性酶，且是异肽酶，泛素与蛋白底物之间的连接可被水解。泛素分子与泛素分子间的连接键，使底物蛋白逃脱蛋白酶体的识别而免被降解，而泛素被切除以后机体重新循环加以利用，这样可保持体内泛素分子总体水平的动态平衡。已经鉴定了七大去泛素化酶家族，包括 USP、UCH、OTU、Josephin、MINDY 和 ZUFSP/ZUP 家族，它们是 Cys 蛋白酶，以及金属蛋白酶 JAMM。

基因组学，在酵母中，今年鉴定了 19 个和去泛素化酶相关的基因，目前已有 561 个基因可编码泛素化和去泛素化过程中的酶（人类基因组学），数据显示，约 95 个 DUB 可以被编码，又可以分为 USP（58）、UCH（4）、MJD（5）、OUT（14）和 JAMM（14），这其中有大约 79 个是具有特定生物学功能的去泛素化酶。特异性的去泛素化酶属于蛋白酶超家族，可以分为 2 个不同亚家族，又可以分为两大类。第一类是半胱氨酸蛋白酶，包括 6 个亚家族：①泛素甘氨酸羧基末端的水解酶家族（ubiquitin C terminal hydrolases，UCHs）[15]，有 UCHL1、UCHL2、UCHL3 等蛋白酶，这些分子可裂解羧基末端的 76 位 Glycine 连接的泛素从一些小的底物蛋白上被切掉释放出来，一些临床的疾病和肿瘤的引起和 UCHs 比较紧密。②去泛素化酶家族（ubiquitin specific processing enzymes，USPs 或 UBPs）[16]，包括 UbpM、USP41、USP4、USP28、HAUSP、ISOT1 等，都包含有短而保守的片段即 Cys 盒和 His 盒，其中由天冬氨酸或者谷氨酸提供一个氧离子洞过渡稳态，总体组成催化三联体结构，最终泛素小分子从底物酶上被相关 USPs 切掉。简而言之，两组蛋白酶都可以通过去泛素化作用催化切除泛素羧基末端连接的蛋白底物。③Machado－Joseph Domain(MJD)。④卵巢肿瘤相关 ovarian tumor related(OTU)[17]。⑤MINDY 家族。⑥ZUFSP/ZUP 家族。第二类为一个亚家族 JAMM DUBs 是 Zn^{2+} 金属蛋白酶[18-19]。

USPs 是一类非常复杂的家族，属于 DUBs 中最多的一类亚家族，它们的分子量和蛋白复合结构比较大[20]。此家族蛋白酶可以调节细胞的生长、信号转导以及发育。USPs 是一个由 Cys、Gln 和 His 残基组成的“催化三联体”结构。许多去泛素化酶被鉴定了，但是随着研究的深入，更多的 DUBs 与人类的癌症、血液病、神经退行性变和感染病等，具有紧密的联系[21-22]。泛素-蛋白酶体通路和去泛素化作用在肿瘤发生过程中具有重要的直接作用，为肿瘤发病机理的探索开启了新的途径，同时为肿瘤临床预防提供了新的思路。如新研究开发的 borteZomib，是以靶点 26S 蛋白酶体为靶点的新的一类小分子化合物抑制剂。目前去泛素化和泛素化的探索研究已成为研究新热点，而对其相关生物学功能和机制的深入探讨将为肿瘤发病机制的研究、肿瘤防治拓展一种新颖的科学研究方法。

第六节　泛素特异性蛋白酶 28

一、USP28 的结构和功能

泛素特异性蛋白酶 28(USP28)含有半胱氨酸催化活性，N 端结构包含有 UBR(ubiquitin－binding region)、UBA(ubiquitin－associated domain)、UIM(ubiquitin-interacting motif)、SIM(SUMO－interacting motif)等结构域。目前只有核磁结构[23]，以及 USP28 蛋白质晶体结构(PDB 号 6 h 4 h)[24-25](图 1-5、图 1-6)。

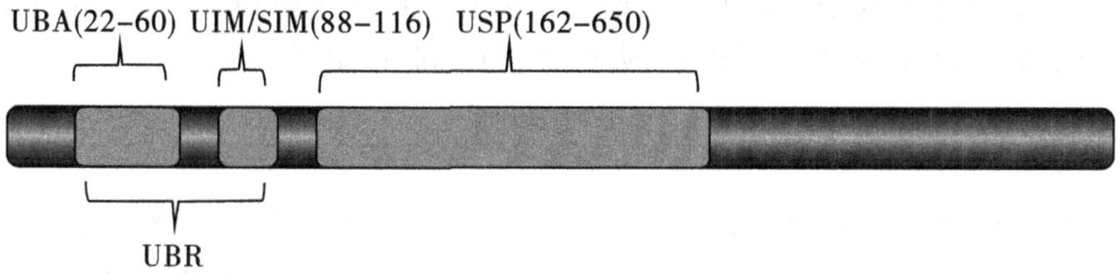

图 1-5　USP28 蛋白质核磁结构示意

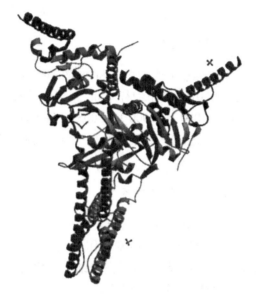

图 1-6　USP28 蛋白质晶体结构示意

二、USP28 在肿瘤中的生物学功能

(一) USP28 调控 DNA 损伤及核转录因子

DNA 损伤时，USP28 通过检查点的作用发挥重要调节作用，且 DNA 被破坏后，USP28 与 c-Myc 被分开，c-Myc 不稳定，迅速被蛋白酶体降解，从而细胞周期阻滞，DNA 发生的损伤被修复[24]。Chk2-p53-PUMA 是体内 DNA 损伤诱导细胞凋亡的主要调节通路，USP28 参与了此通路的调节[25]。USP28 也通过调节 Cdc14B-Cdh1-Plk1 途径，作为 G_2 期 DNA 损伤检查点[26]。USP28 对核转录因子 c-Myc 具有调控作用，c-Myc 依赖泛素通路降

解,其 E3 泛素化酶是 SCFFbw7α,而 USP28 在核内通过识别 SCFFbw7α 抑制 c-Myc 的降解,使其蛋白量积累,从而促进了细胞增殖[27-28]。

(二)USP28 与乳腺癌的关系

USP28 在乳腺癌细胞中高表达,组蛋白赖氨酸去甲基化酶 LSD1 在多种肿瘤中高表达,从分子水平上,研究证明泛素特异性加工酶 USP28 通过去泛素化作用直接调控 LSD1 表达量,而降低 USP28 的表达量,在体外抑制癌干细胞生长,在体内抑制肿瘤形成,此为一个潜在的表观遗传现象[29]。

(三)USP28 与膀胱癌的关系

相比于正常组织,在膀胱癌组织中,USP28 的 mRNA 和蛋白水平均是高表达的(24 例样本,$P<0.01$),从组织样本量,组织学分级,临床分期以及肿瘤复发率($P=0.000\ 1,0.000\ 1,0.000\ 1,0.005\ 1$)等方面都和 USP28 蛋白的表达有关($P=0.001$),因此,USP28 蛋白的表达可作为膀胱癌的一个预后评价指标[30]。

(四)USP28 与结肠、直肠癌的关系

USP28 作为 c-Myc 的靶基因,在鼠和人类大肠癌中高表达,通过构建鼠遗传模型实验,证明 USP28 通过去泛素化作用,使致癌基因 c-Myc、c-JUN 和 NOTCH1 免于被泛素途径降解,从而促进细胞分化、抑制细胞增殖,控制肠内平衡并促进结肠、直肠癌的发生和发展[31]。

(五)USP28 与非小细胞肺癌的关系

采用 qRT-PCR 和免疫组化(IHC)方法,测得在非小细胞肺癌(NSCLC)组织中 USP28 的 mRNA 和蛋白水平均是高表达的,USP28 的高表达直接促进非小细胞肺癌的生长;而 USP28 的下调,诱导细胞的凋亡。miR-4295 可能调节 USP28 的表达,证明 *USP28* 是一个促癌基因[32],对非小细胞肺癌临床治疗,USP28 是一个具有前途的药物作用靶点。

(六)USP28 与肿瘤缺氧及血管生成的关系

当细胞处于缺氧状态时,缺氧诱导因子(HIF-1α)发挥功能的主要转录调节因子,进而具有促使肿瘤恶性发展的作用。在肝癌中,肝癌患者术后复发和生存与 HIF-1α 的表达水平紧密,并与癌组织中炎性反应、血管新生及癌基因密切相关。HIF-1α 可被其 E3 连接酶糖原合成酶激酶 3(GSK-3β)

发生泛素化修饰被蛋白酶体降解，USP28 可识别并和 GSK-3β 结合，稳定并使 HIF-1α 表达水平升高，最终促进肿瘤侵袭、转移等表型[33]。

（七）USP28 其他生物学功能

目前对 USP28 的研究，仅是研究其生理功能，最新报道发现，相对于其他 USP，USP28 对 K11、K48 和 K63 多聚泛素链具有识别的特异性[34]。USP28 本身 K99 发生修饰调节，可能改变蛋白柔性结构，从而影响其去泛素化作用，尤其是对 K48、K63 的特异性调节。

三、USP28 抑制剂研究进展

USP28 作为一个新的靶点，近年来，已经报道的小分子抑制剂，有一个是非特异性的 PR-619，其 EC_{50} 约 8 μmol/L[35]，另一个是 AZ1 小分子抑制剂 IC_{50} 约 0.7 μmol/L[36]（表 1-3）。

表 1-3　USP28 小分子抑制剂

化合物	PR-619	AZ1
结构	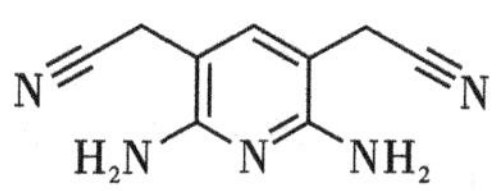	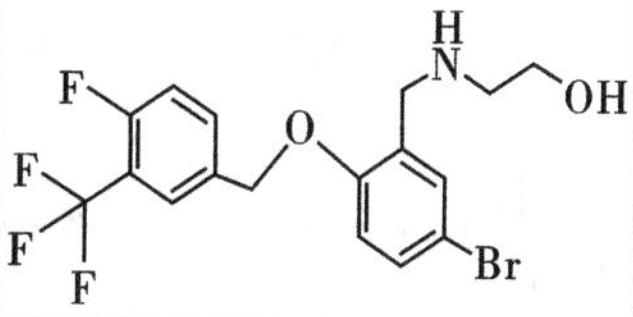

第七节　泛素-蛋白酶体通路小分子抑制剂的研究进展

泛素-蛋白酶体系统（ubiquitin-proteasome system，UPS）用于选择性地靶向蛋白质并将其降解。有些蛋白的降解对于细胞周期控制、细胞凋亡、细胞应激反应、基因转录、抗原提呈等过程来说必不可少。正确选择一种或多种药物来操控这个系统，精确调控靶蛋白的降解，对于癌症、炎症和神经退行性疾病的治疗具有重要意义。本节全面总结了泛素-蛋白酶体系统相关的临床前测试药物，临床试验药物和美国 FDA 批准的药物[37]。

一、临床前小分子抑制剂研究进展

临床前小分子抑制剂研究进展见表1-4。

表1-4 临床前小分子抑制剂研究进展

化合物及编号		作用靶点	作用机制
E1调节药物	1:PYR-41	Uba1	通过与E1中的半胱氨酸基团反应，不可逆地抑制泛素激活[38]
E2调节药物	2:CC0651	Ube2R1 hCdc34	通过变构结合hCdc34抑制泛素转移到底物[39]
	3:NSC697923	Ubc13	与Ubc13活性位点半胱氨酸形成共价加合物[40]
E3调节药物	4:Auxin	SCF^{TIR1}	促进SCF泛素连接酶催化AUX/IAA转录抑制因子的降解[41]
	5:BI-0252	MDM2:P53	通过拮抗P53与MDM2的结合来抑制MDM2:P53蛋白-蛋白相互作用(PPI)[42]
	6:AT-IAP	XIAP和cIAP	诱导cIAP的蛋白酶体降解和破坏XIAP与caspases的相互作用[43]
	7:VH298	VHL	结合VHL和破坏VHL:HIF-αPPI[44-45]
	8:CC-885	CRBN	增强与$CRL4^{CRBN}$ E3连接酶的结合和GSPT1的降解[46]
Deneddylase抑制剂	9:CSN5i-3	CSN5	抑制CSN5，捕获处于neddylated状态的CRLs，其通过诱导底物识别模块的自身泛素化和降解导致CRLs的失活[47]

续表 1-4

化合物及编号		作用靶点	作用机制
去泛素化酶抑制剂	10:ML364	USP2,USP8	抑制 USP2 和 USP8 活性。降低细胞周期蛋白 D1 蛋白水平以诱导 G_0/G_1 细胞周期停滞并减少细胞增殖[48]
	11:LCAHA	USP2	抑制 USP2。减少细胞周期蛋白 D1,极光激酶 A 和细胞周期蛋白-A 蛋白水平以减少细胞增殖[49]
	12:P22077	USP7,USP47	共价且不可逆地修饰 USP7 的催化 C223 残基[50]
	13:P50429		共价且不可逆地修饰 USP7 的催化 C223 残基[50]
	14:HBX19818	USP7	与 USP7 的催化 Cys223 形成共价键[51-52]
	15:XL188		非共价结合并抑制 USP7 活性位点[53]
	16:FT827		共价和不可逆地修饰 USP7 的催化 C223 残基[54]
	17:FT671		非共价结合并抑制 USP7 活性位点
	18:GNE-6640		抑制泛素结合,阻止 USP7 催化结构域向活性构象的转变[55-56]
	19:GNE-6776		抑制泛素-K48 与 USP7-D305/E308 的结合
	20:EOAI3402143	USP9X,USP24,USP5	WP1130 的衍生物,抑制 USP9X 和其他细胞 DUBs,降低 Mcl-1 和其他癌蛋白水平以促进细胞死亡[57-58]
	21:MF-094	USP30	抑制 USP30[59]
	22:IU1	USP14	抑制 USP14 增强蛋白酶体活性[60]
	23:IU1-47	USP14> USP5	一种更有效的 IU1 类似物[61]
	24:Capzimin	PSMD14	一种可逆的非竞争性 PSMD14 抑制剂[62-63]
	25:Thiolutin	PSMD14, Csn5, AMSH,BRCC36	一种由链霉菌产生的抗生素,它螯合 Zn^{2+} 离子以抑制 JAMM 金属蛋白酶[64]

续表 1-4

化合物及编号		作用靶点	作用机制
蛋白酶体调节颗粒拮抗剂	26:RA190	ADRM1	ADRM Cys88 残基和多 RPN13 Cys 残基的共价结合剂,抑制蛋白酶体功能[65-67]。
	27:KDT-11	ADRM1	一种选择性结合 ADRM1 的非共价拟肽[68]
p97 抑制剂	28:NMS-873	p97	变构 p97 抑制剂。诱导未折叠的蛋白质反应并干扰自噬,促进肿瘤细胞死亡[69]

二、临床试验小分子抑制剂研究进展

临床试验小分子抑制剂研究进展见表 1-5。

表 1-5 临床试验小分子抑制剂研究进展

化合物及结构式		作用靶点	作用机制	试验进程
E1 调节药物	29:MLN7243 (TAK243)	UAE(Uba1)	通过形成 MLN7243-泛素加合物抑制 UAE[70]	phase 1
	30: Pevonedistat (MLN4924)	NAE (ND8E1)	抑制 NAE,阻止 NEDD 化和随后的 CRLs 活化[71]	phase 1/2
E3 调节药物	31:APG-115	MDM2:P53	通过拮抗 P53 与 MDM2 的结合抑制 MDM2:P53 PPI[72]	phase 1
	32:CGM097	MDM2	MDM2 抑制剂[73]	phase 1
	33:CC-122	CRBN	增强与 CRL4CRBN E3 连接酶的结合和 Ikaros, Aiolos 转录因子的降解[74-75]	phase 1/2
	34:CC-220		增强与 $CRL4^{CRBN}$ E3 连接酶的结合和 Ikaros, Aiolos 转录因子的降解[76]	phase 1/2

续表 1-5

化合物及结构式		作用靶点	作用机制	试验进程
E3 调节药物	35:Indisulam (E7070)	Cul4 - DCAF15	募集 RBM39 与 CUL4 - DCAF15E3 的结合，诱导 RBM39 的蛋白酶体降解[77]	phase 2
	36:Tasisulam		募集 RBM39 与 CUL4 - DCAF15E3 的结合，诱导 RBM39 的蛋白酶体降解[77]	phase 3
	37:Bardoxolone methyl (R = COOMe), Omaveloxolone (R = $NHCOCF_2Me$)	Keap1	共价修饰 Keap1,激活 Nrf2[78]	phase 1 ~ 3
蛋白酶体相关的去泛素化酶抑制剂	38:VLX1570	USP14 >UCH37	抑制 USP14[79]	phase 1/2
蛋白酶体抑制剂	39:Oprozomib	蛋白酶体 b5 蛋白酶	口服 carfilzomib 类似物[80]	phase 1/2
	40:Delanzomib		口服 b5 蛋白酶体抑制剂[81]	N/A
	41:Marizomib		口服 b5 蛋白酶体抑制剂;天然产物[82]	phase 1/2
p97 抑制剂	42:CB-5083	p97 ATP 酶	诱导未折叠蛋白反应并引起蛋白毒性应激[83]	phase 1

三、美国 FDA 批准的小分子药物总结

美国 FDA 批准的小分子药物总结见表 1-6。

表 1-6　美国 FDA 批准的小分子药物总结

化合物及编号		作用靶点	作用机制	临床应用
E3 调节药物	43:Thalidomide(沙利度胺)	CRBN	增强与 $CRL4^{CRBN}$ E3 连接酶的结合和 Ikaros, Aiolos 转录因子的降解	多发性骨髓瘤(MM)
	44:Lenalidomide(来那度胺)			MM, 套细胞淋巴瘤(MCL),骨髓增生异常综合征
	45:Pomalidomide(泊马度胺)			多发性骨髓瘤(MM)[84]
蛋白酶体抑制剂	46: Bortezomib(硼替佐米)	蛋白酶体 b5 蛋白酶	可逆蛋白酶体蛋白酶抑制剂,静脉内给药	多发性骨髓瘤(MM),套细胞淋巴瘤(MCL)
	47: Carfilzomib(卡非佐米)		不可逆蛋白酶体蛋白酶抑制剂,静脉内给药	多发性骨髓瘤(MM)[85]
	48:Ixazomib(伊沙佐米)		口服可用的硼替佐米类似物	多发性骨髓瘤(MM)[86]

四、泛素库小分子药物结构总结

泛素库小分子药物结构总结见表 1-7。

表 1-7　泛素库小分子药物结构总结

化合物	1	2	3	4
结构	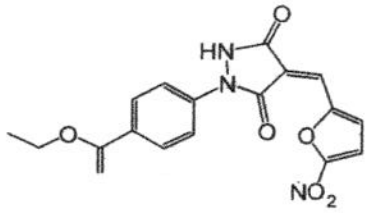	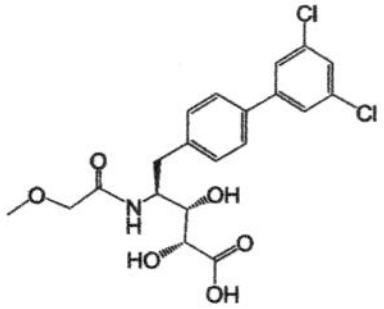	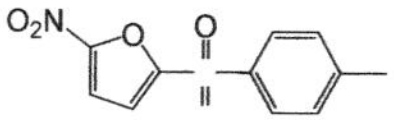	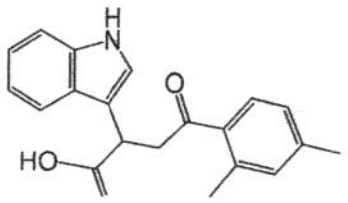
化合物	5	6	7	8
结构	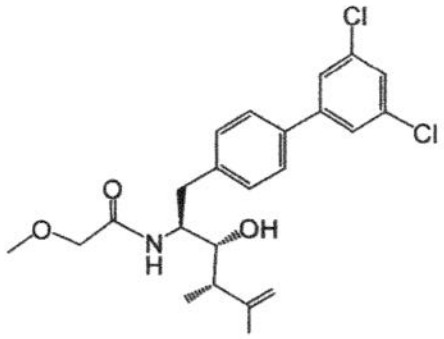	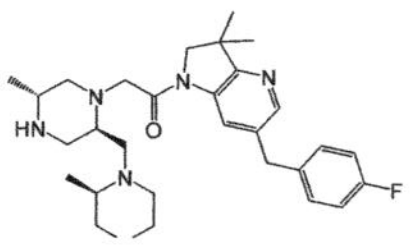	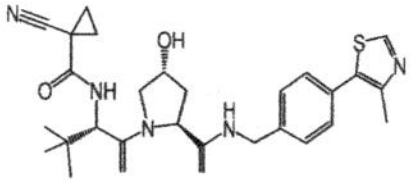	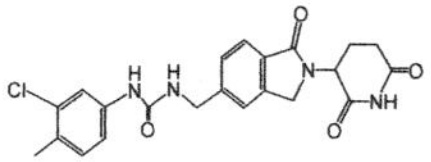
化合物	9	10	11	12
结构	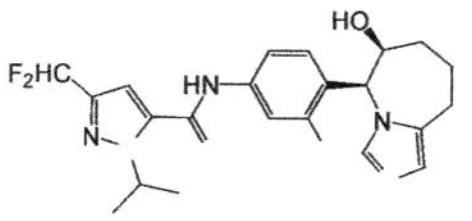	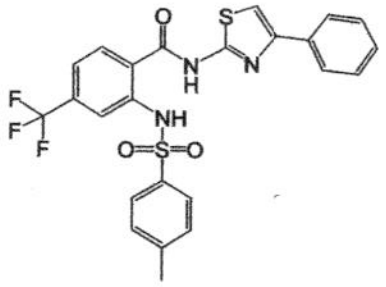	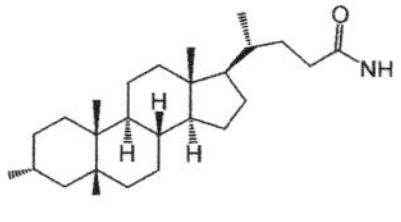	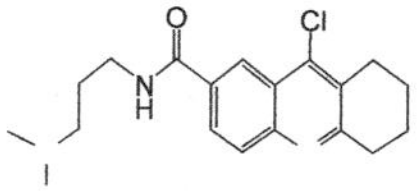
化合物	13	14	15	16
结构	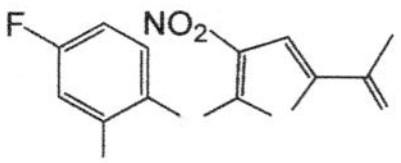	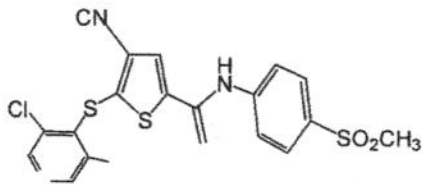	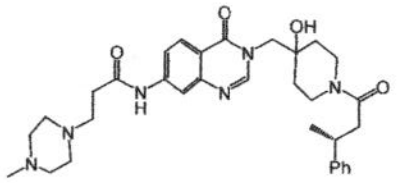	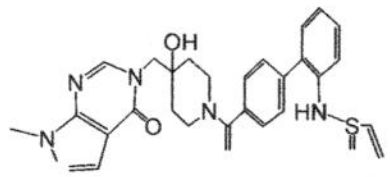

续表 1-7

化合物	17	18	19	20
结构	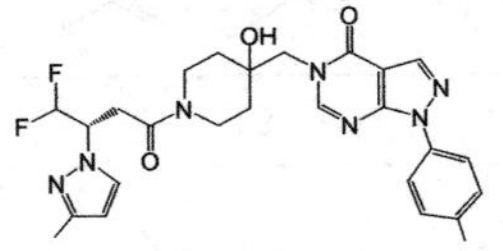	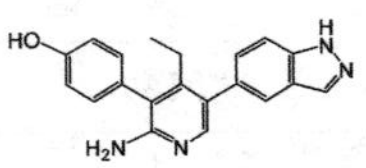	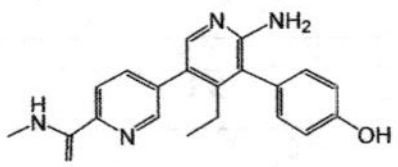	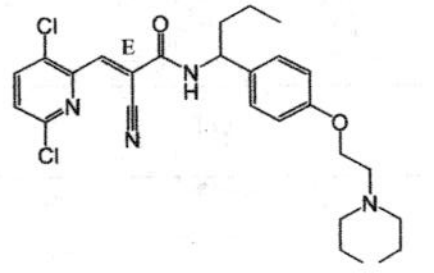
化合物	21	22	23	24
结构	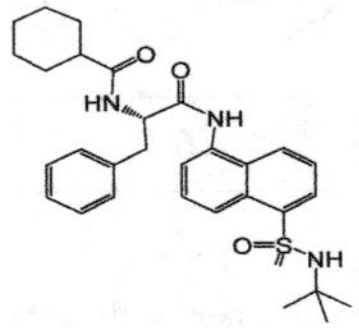	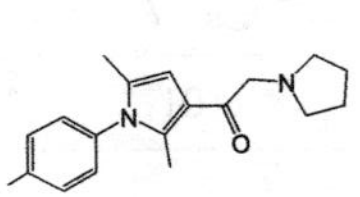	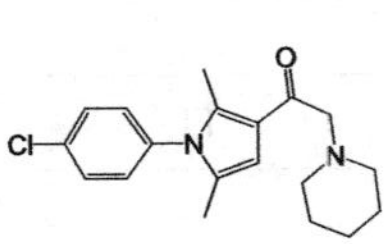	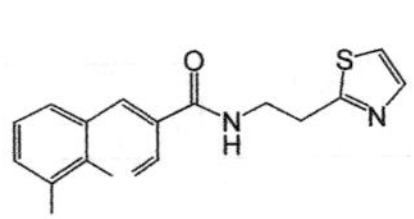
化合物	25	26	27	28
结构	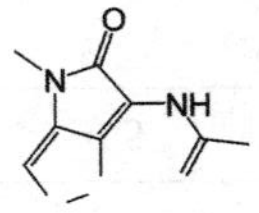	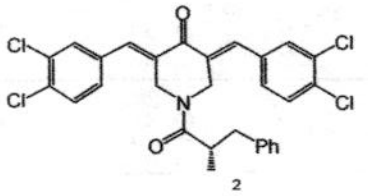	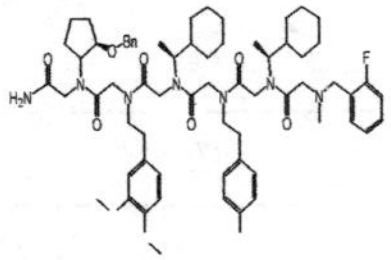	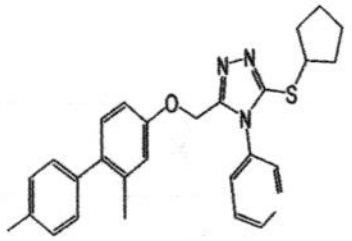
化合物	29	30	31	32
结构	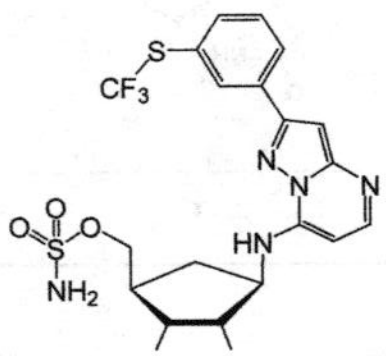	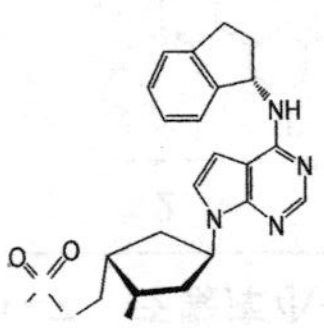	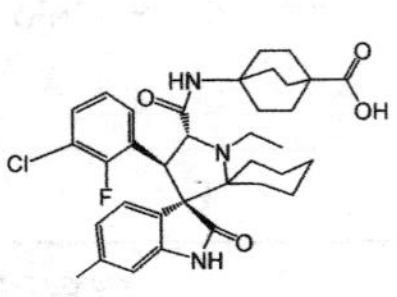	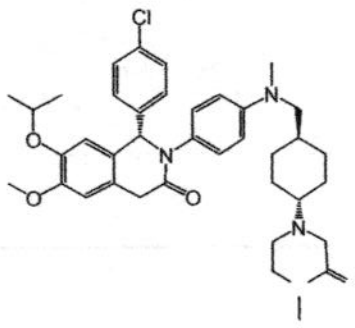

续表 1-7

化合物	33	34	35	36
结构	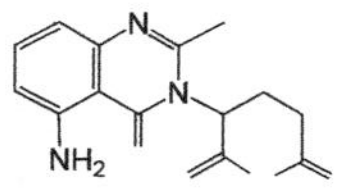	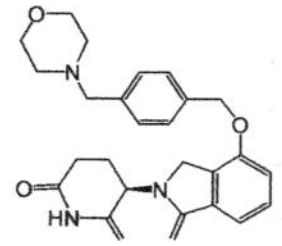	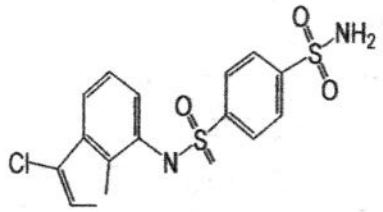	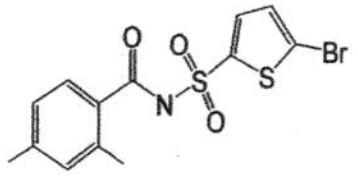
化合物	37	38	39	40
结构	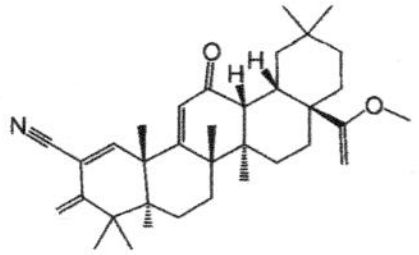	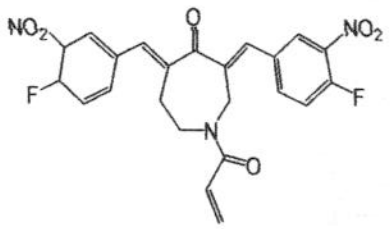	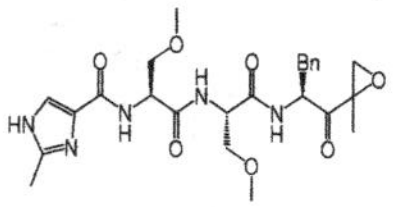	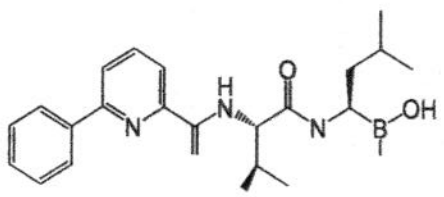
化合物	41	42	43	44
结构	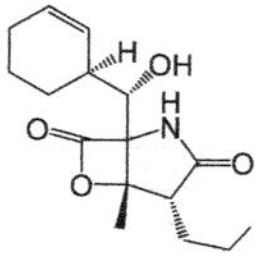	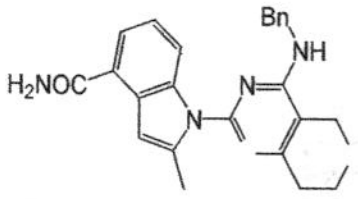	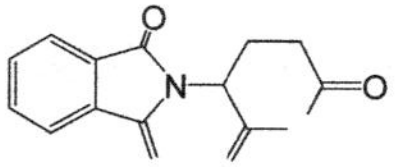	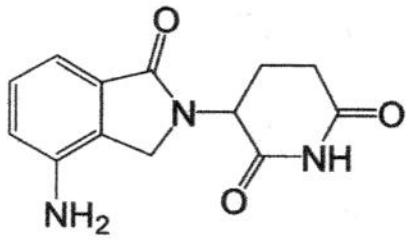
化合物	45	46	47	48
结构	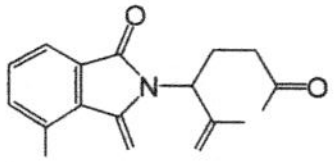	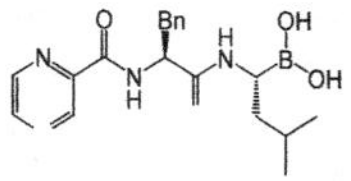	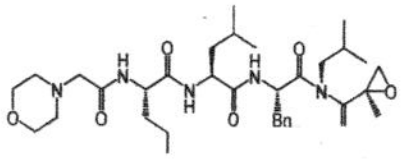	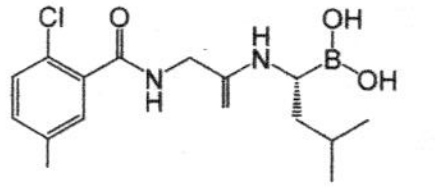

总的来说，拮抗 MDM2 或抑制 USP7 可以稳定 P53 肿瘤抑制蛋白并促进肿瘤细胞周期停滞和死亡。靶向 CRBN 的药物促进 CRL4-CRBN 介导的 IKZF1、IKZF3、CK1a 和其他含锌指蛋白底物的降解，这些蛋白是血液恶性肿瘤的重要驱动因子。当然，也出现了一些蛋白质降解剂，如 SERD（选择性雌激素受体降解剂），PROTAC（蛋白水解靶向嵌合体）等。泛素化几乎活跃在所有细胞过程中，靶向泛素-蛋白酶体系统的药物具有巨大的治疗潜力。把癌症等疾病中出现的错误或没用的蛋白质“完美”降解掉，是一种十分理想的治疗方法。

以上总结了直接或间接调节泛素-蛋白酶体系统的所有化合物，包括临床前研究的小分子化合物、临床试验的小分子化合物，及 FDA 批准的药物，全面且详细地总结了以泛素-蛋白酶体系统为靶点的小分子化合物从基础研究到具有临床疗效的整个发展过程。由于泛素化几乎是每个细胞过程的重要组成部分，因此靶向该系统发现新的靶点以及研发新的药物，为临床患者扩大治疗选择，具有重要的科研价值和临床意义。

第八节　组蛋白赖氨酸特异性去甲基化酶 1

一、表观遗传学

表观遗传学（epigenetics）指的是基因的特定 DNA 序列不发生改变，对染色体进行修饰以后，使基因表达可遗传的变化的遗传学分支学科。

二、染色质的结构

核小体由组蛋白 H2A、H2B、H3 和 H4 组成八聚体，外绕 DNA 双链。核小体内的 DNA 要转录，包含两步：①在转录后水平修饰组蛋白，染色质被释放；②消耗 ATP，染色质被改变（remodeling）。

三、DNA 的甲基化修饰以及组蛋白的修饰

DNA 甲基化是指生物体在 DNA 甲基转移酶（DNA methyl transferase,

DMT)的催化下,以 S 腺苷蛋氨酸(SAM)为甲基供体,将甲基转移到特定位置的碱基上的过程。

蛋白质被 DNA 甲基化修饰的作用体现在调节基因的表达,保持染色体的完整性,调节 DNA 重组的某些环节,低甲基化会导致整个基因组的不稳定性增加。已经发现在大量的肿瘤细胞中原癌基因的活化与基因的低甲基化水平有关,当癌基因 DNA 甲基化水平越低,其表达水平越高,肿瘤的生物学特性越复杂。

组蛋白的修饰很多,包括赖氨酸的乙酰化、精氨酸的甲基化、赖氨酸的甲基化、赖氨酸的泛素化、丝氨酸或者酪氨酸的磷酸化等,即形成组蛋白密码,从而组蛋白的修饰变得更加复杂。因此,只有不断地探索研究,我们才能揭秘更多的组蛋白密码,为表观遗传研究提供科学依据。

四、LSD1 的结构和其在肿瘤中的生物功能

LSD1 称作组蛋白去甲基化酶 1,别名又叫 AOF2、BHC110、KDM1、KIAA0601 等,是黄素腺嘌呤二核苷酸(Flavin adenine dinucleotide,FAD)依赖性的去甲基化酶。从进化角度看,酵母到人类,LSD1 有比较高的序列同源性,LSD1 蛋白进化高度保守。全长一共 852 个氨基酸,结构组成包括 N 端的 SWIRM(Swi3p/Rsc8p/Morira)结构域、Tower 结构域和 C 端的胺氧化酶(Amino Oxidase Like Domain,AOL)结构域等。LSD1 是一个已知的肿瘤致癌基因,在多种肿瘤中高表达[87-90],以此为靶点的药物研发很多[91,34],部分已经进入临床期实验。因此,设计化合物间接诱导 LSD1 表达水平降低,进而影响其功能,是一个新的研究思路。

第九节　核转录因子 c-Myc 与肿瘤

一、细胞转化与肿瘤

细胞转化(cell transformation)是指具有正常生长特性的细胞转变为具有恶性肿瘤生长特性细胞的过程。在细胞发生转化的过程中通常发生细胞信号控制的障碍,即原癌基因的激活与抑癌基因的失活。绝大多数原癌基因

的表达产物参与细胞信号转导途径。它们将生长信号从细胞外逐步传递到细胞内的生长调节系统。这些基因的表达一旦出现异常,就会使得生长信号的传递偏离正确方向,最终导致细胞慢慢转变成癌症。癌症是正常细胞生长失控的结果。正常细胞的生长发育受多种不同方式的精密调控,当其调控机制改变或者丧失后,细胞会经一个多步骤的过程(multistep process)转化成恶性肿瘤细胞(malignant),每一步对应一个正常细胞调控机制的瘫痪。

二、原癌基因

在正常细胞的基因组内,有些基因表达后能引起细胞恶性变,这种基因处于正常状态时称为原癌基因(proto-oncogene),一旦发生突变形成癌基因(oncogene)就异常活跃。细胞原癌基因的激活,会导致细胞生长失控而发生癌变。原癌基因的激活主要通过以下途径:点突变、DNA 重排、启动子或者增强子的插入,导致基因扩增和结构变化等。

原癌基因是细胞中已经存在的基因,一般调控细胞增殖与分化。根据其基因产物在细胞信号转导通路的不同部位,原癌基因一般可分为 4 类,包括生长因子、生长因子受体、胞内信号转导通路分子和核转录因子等。原癌基因广泛存在于生物界,从酵母到人的细胞都有,在生物进化过程中,其序列具有高度的保守性。对癌基因参与的信号转导通路的深入研究及其功能具体机制的阐明是认识肿瘤发生过程以及解释生命现象的基础。

三、核癌基因

部分癌基因编码核 DNA 结合蛋白,作为转录因子调控细胞分裂相关基因的表达,导致在癌细胞中细胞分裂相关基因的表达调控机制失效。被一些特异生长因子刺激以后发生特异表达,表达的产物蛋白能结合 DNA,调节相关参与分化和生长的特异基因的激活表达与结构变化,刺激细胞进行分裂周期,这些基因属于早期立即基因,一般在被刺激后 10 ~ 15 min 表达。

四、c-Myc 的结构和功能

Myc 基因是一组癌基因,包括 *c-Myc*、*n-Myc*、*l-Myc*。3 个基因都编码一种与细胞周期调控有关的核内 DNA 结合蛋白。*c-Myc* 是鸟类髓细胞周期依赖性癌基因,在细胞增殖和分化调节中发挥重要作用。

c-Myc 是一个重要的明星原癌蛋白，具有参与细胞周期，促进细胞的转化，抑制细胞的分化等作用。*c-Myc* 一般和蛋白质可以结合，最主要的是 *max*，*c-Myc* 和 *max* 能够形成异二聚体，进而与 DNA 核心序列相结合，调控 DNA 转录的开关，调控相关目的基因的表达，最终介导细胞增殖或者诱导细胞的凋亡。

五、c-Myc 在肿瘤中的生物功能

正常细胞中 *c-Myc* 基因的表达是由多种促细胞分裂剂诱导的，其中包括 PDGF。*c-Myc* 编码的蛋白可与特定的 DNA 序列相结合，激活相关基因的转录。癌细胞中的 *c-Myc* 的过量表达可由多种因素诱发。可以是病毒增强子导致的转录量增加；也可以是其编码序列从 8 号染色体的正常位置易位到 14 号染色体，受控于免疫球蛋白重链的活性启动子之下所造成的表达量增加；还可以是由于 mRNA 的 5′端非编码序列的缺失而引起的 mRNA 的半衰期延长所致。

第十节 上皮细胞-间质细胞转换

肿瘤中上皮-间质转换（EMT）调节肿瘤细胞的侵袭和转移。EMT 是极性上皮细胞转变向间质细胞的一个生理过程，标志物细胞黏附分子 E-Cadherin 表达水平下调，丧失上皮细胞极性；纤粘连蛋白（fibronectin）的表达水平被上调，细胞的运动能力增强，间质细胞特性增强[94]。上皮细胞标志物主要包括 E-cadherin，Claudins，Laminin-1，Crumbs3，Plakophilin，Occludin，Plakophilin，Cytokeratins，ZO-1，和 Desmoplakin 等；间质细胞标志物主要包括 N-cadherin，Fibronectin，MMPs，Vitronectin，Collagen，FOXC2 和 Twist 等。EMT 的细胞转换过程使得肿瘤细胞细胞间的黏附能力减弱，肿瘤细胞能够逃脱细胞间连接的束缚，最终肿瘤细胞获得向局部浸润和向远端转移的能力导致恶性程度增加。

小结

本课题旨在利用基因工程技术，建立原核重组蛋白的USP28抑制剂筛选平台。我们通过荧光底物Ub-AMC发现了新的USP28抑制剂，进而设计、合成以及优化，获得一类高效、高选择性USP28小分子抑制剂，采用生物膜干涉技术(BLI)和等温滴定量热法(ITC)，研究USP28抑制剂在体外重组蛋白水平酶动力学作用特性，探索USP28抑制剂的抑制形式，同时研究在细胞水平USP28抑制剂的生物活性以及诱导LSD1和c-Myc降解的作用机制，进而探索USP28抑制剂抑制肿瘤细胞增殖和EMT的分子机制。

第二章 USP28 抑制剂筛选平台的建立及 USP28 抑制剂的筛选评价

本章利用基因工程方法,原核表达并纯化得到 USP28 蛋白。利用荧光底物 Ub-AMC 荧光实时监测信号,来反映 USP28 酶活性的变化。初步筛选了大约 600 多个化合物,筛选到具有活性的目标化合物以后,设计合成了一系列新的 USP28 抑制剂,然后进一步对其进行了生物学评价。

第一节 USP28 亚型 3(M1-E583)的原核表达和纯化

一、实验材料

(一)主要实验仪器设备

1. UV/VIS 分光光度仪(日本 Jasco 公司)
2. Labcycler PCR 仪(德国 Senso 公司)
3. DYCP-31DN 型琼脂糖水平电泳仪(北京六一生物科技有限公司)
4. 电热恒温水槽(上海精宏有限公司)
5. 电子分析天平(瑞士 Mettler Toledo 公司)
6. LabCycler 梯度 PCR 仪(德国 SensoQuest 公司)
7. LC96 荧光定量 PCR 仪(Roche 公司)
8. 超声波细胞粉碎机(上海新芝生物技术研究所)
9. 全温振荡器(上海志成仪器厂)
10. 418 型台式高速离心机(德国 Eppendorf 公司)
11. 电热鼓风干燥箱(哈尔滨东联电子公司)

12. 制冰机(日本 Sanyo 公司)
13. 核酸蛋白测定仪(德国 Eppendorf 公司)
14. 酶标仪(美国 PerkinEImer 公司)
15. 电子天平(上海精密科学仪器有限公司)
16. 酸碱 pH 测定计(上海雷磁仪器厂)
17. 高压灭菌锅(日本 Hirayama 公司)
18. 恒温隔水式电热培养箱(杭州化验仪器厂)
19. EnVision 微孔板读板仪(美国 PerkinElmer 公司)
20. 微量移液器(德国 Eppendorf 公司)

(二)主要试剂材料

1. LB 肉汤液体培养基(北京奥博星生物公司)
2. LB 肉汤固体培养基(北京奥博星生物公司)
3. DL2000Marker(北京康为世纪生物科技有限公司)
4. DL5000Marker(北京康为世纪生物科技有限公司)
5. DL1KMarker(北京康为世纪生物科技有限公司)
6. pGEM-T Easy Vector(索莱宝生物科技有限公司)
7. FastPfu DNA 聚合酶(北京全式金生物技术有限公司)
8. dNTP(索莱宝生物科技有限公司)
9. E. coli BL21(DE3)(德国 Novagen 公司)
10. E. coli DH5α(德国 Novagen 公司)
11. 6×DNA Loading Buffer(大连宝生物工程有限公司)
12. 2×Taq Master Mix(北京康为世纪生物科技有限公司)
13. IPTG(德国 Merck 公司)
14. 氨苄西林(索莱宝生物科技有限公司)
15. 卡那霉素(索莱宝生物科技有限公司)
16. 壮观霉素(索莱宝生物科技有限公司)
17. 氯霉素(索莱宝生物科技有限公司)
18. X-gal(上海生工生物工程技术服务有限公司)
19. pGEM-T Vector(大连宝生物工程有限公司)
20. pET-28b Vector(德国 Novagen 公司)
21. 引物合成(上海生工生物工程技术服务有限公司)
22. 蛋白分子量 Marker(美国 Fermentas 公司)
23. EB 溶液(北京索莱宝科技有限公司)

24. 溴酚兰(北京鼎国生物技术公司)
25. 三(羟甲基)甲基甘氨酸(北京鼎国生物技术公司)
26. 过硫酸铵(西安沃尔森生物技术有限公司)
27. TEMED(常州欧康铭化工有限公司)
28. TCEP(上海生工生物工程技术服务有限公司)
29. Ni-NTA 亲和层析柱(德国 Qiagen 公司)
30. 一步法胶回收试剂盒(北京康为世纪生物科技有限公司)
31. 质粒小提试剂盒(北京康为世纪生物科技有限公司)
32. 0.22 μm 滤头(美国 Millipore 公司)
33. 0.45 μm 滤头(美国 Millipore 公司)
34. 超滤管 30 kDa(美国 Millipore 公司)
35. 超滤管 20 kDa(美国 Millipore 公司)
36. T4 DNA 连接酶(大连宝生物工程公司)
37. 蛋白酶抑制剂(Roche 公司)
38. 溴酚蓝(美国 AMRESCO 公司)
39. 脱脂牛奶(美国 BD 公司)
40. DTT(索莱宝生物科技有限公司)
41. Tricine(Biosharp 公司)
42. 丙烯酰胺(索莱宝生物科技有限公司)
43. 甲叉双丙烯酰胺(索莱宝生物科技有限公司)
44. Tween-20(索莱宝生物科技有限公司)
45. 乙醇(烟台市双双化工有限公司)
46. 多聚甲醛(天津市化学试剂供销公司)
47. Tris(郑州市科邦生物科技有限公司)
48. 甲醇(天津市永大化工试剂有限公司)
49. $Na_2HPO_4 \cdot 12H_2O$(天津惠瑞化工科技有限公司)
50. NaH_2PO_4(陇西化工股份有限公司)
51. NaCl(天津市永大化学试剂有限公司)
52. KCl(北京北化精细化学品有限公司)
53. 青霉素、链霉素双抗(南京凯基生物科技发展有限公司)
54. 蛋白分子量 Marker(索莱宝生物科技有限公司)
55. 甘氨酸(美国 GeneView 公司)
56. PMSF(上海生工生物工程技术服务有限公司)
57. 60 mm 培养皿(NEST 公司)

58. 鼠抗人 His 单克隆抗体(Abcam 公司)

59. X 光胶片(日本柯达公司)

60. 显影液和定影液(巩义雄风牌摄影耗材厂)

61. 化学发光检测试剂(美国 Pierce 公司)

(三)主要实验仪器设备常用溶液的配置

1. 1.0 mol/L $CaCl_2$ 溶液:称取 $CaCl_2$ 111.0 g,加入去离子水 50 mL 至溶解,用容量瓶定容至 100.0 mL,用 0.22 μm 滤头过滤,4 ℃保存,备用。

2. 100.0 mg/mL 的 IPTG 溶液:称取 IPTG 2.5 g,置于 25.0 mL 容量瓶中,去离子水溶解,定容至 25.0 mL 刻度线,无菌的 0.22 μm 滤头过滤,分装备用,一般在 60 mm 含有固体培养基的培养皿中,表面涂加 10 μL,三角涂布棒涂均匀。

3. 100 mmol/L 的 IPTG 溶液:称取 IPTG 595.8 mg 置于 25.0 mL 容量瓶中,去离子水溶解,然后定容至 25.0 mL,无菌的 0.22 μm 滤头需过滤除菌,于 1.5 mL EP 管中分装,-20 ℃保存备用。

4. X-gal:称取 X-gal 500.0 mg 于 25.0 mL 容量瓶中,加 DMF 溶解后,定容至 25.0 mL,于 1.5 mL EP 管中分装,-20 ℃避光保存,一般在 60 mm 含有固体培养基的培养皿中,表面涂加 20 μL,三角涂布棒涂均匀。

5. 100 mg/mL 壮观霉素溶液(spectinomycin):称取壮观霉素 1.0 g 于 10.0 mL 容量瓶中,去离子水溶解,无菌的 0.22 μm 滤头过滤,分装于2.0 mL EP 管中,-20 ℃保存,使用终浓度为 100 μg/mL。

6. 100 mg/mL 的氨苄青霉素溶液(Ampicillin,Amp):取氨苄青霉素1.0 g 于 10.0 mL 容量瓶中,去离子水溶解后,定容至 10.0 mL,无菌的 0.22 μm滤头过滤除菌,于 2.0 mL EP 管中分装,-20 ℃保存,使用终浓度为 100 μg/mL。

7. 300 mg/mL 卡那霉素溶液(Kanamycin,Kan):取卡那霉素 3 g 于 10.0 mL 容量瓶中,去离子水溶解后,定容至 10.0 mL,无菌的 0.22 μm 滤头过滤除菌,于 1.5 mL EP 管中分装,-20 ℃保存,使用浓度为 50 μg/mL。

8. 300 mg/mL 氯霉素溶液(Chloramphenicol,CAP):取氯霉素称 3 g 于 10.0 mL 容量瓶中,超纯水溶解后,定容至 10.0 mL 得氯霉素 300 mg/mL 溶液,无菌的 0.22 μm 滤头过滤除菌,于 1.5 mL EP 管中分装,-20 ℃保存,使用浓度为 100 μg/mL。

9. LB 肉汤培养基:称取 LB 肉汤培养基 10 g,置于 1 000 mL 锥形瓶中,加500.0 mL 纯净水,八层纱布和两层牛皮纸封闭锥形瓶口,于高温高压灭菌锅 121 ℃灭菌 20 min，置于 4 ℃冷室保存。

10. LK 固体培养基配置：称取 LB 肉汤固体培养基 16 g，置于 1 000 mL 锥形瓶中，加 500 mL 纯净水，八层纱布和两层牛皮纸封闭锥形瓶口，于高温高压灭菌锅 121 ℃灭菌 20 min，冷却至 40 ℃左右，在超净台通风橱中用微量移液器加卡那霉素溶液使终浓度为 50 μg/mL，摇匀后，倒入无菌培养皿中约 1 ~2 mm 厚度，待凝固冷却后封口膜密封，标记，置于 4 ℃冷室保存。

11. LA 固定培养基配置：称取 LB 肉汤固体培养基 16 g，置于 1 000 mL 锥形瓶中，加 500 mL 纯净水，八层纱布和两层牛皮纸封闭锥形瓶口，于高温高压灭菌锅 121 ℃灭菌 20 min，冷却至 40 ℃左右，在超净台通风橱中用微量移液器加氨苄青霉素溶液使终浓度为 100 μg/mL，加入培养皿中 1 ~2 mm 厚度，待凝固冷却后封口膜密封，标记，置于 4 ℃冷室保存。

12. LKC 固定培养基配置：称取 LB 肉汤固体培养基 16 g，置于 1 000 mL 锥形瓶中，加 500 mL 纯净水，八层纱布和两层牛皮纸封闭锥形瓶口，于高温高压灭菌锅 121 ℃灭菌 20 min，冷却至 40 ℃左右，在超净台通风橱中用微量移液器加卡那霉素和氯霉素溶液使终浓度分别为 50 μg/mL、100 μg/mL，摇匀后，倒入无菌培养皿中 1 ~2 mm 厚度，待凝固冷却后封口膜密封，标记，置于 4 ℃冷室保存。

13. LS 固定培养基配置：称取 LB 肉汤固体培养基 16 g，置于 1 000 mL 锥形瓶中，加 500 mL 纯净水，八层纱布和两层牛皮纸封闭锥形瓶口，于高温高压灭菌锅 121 ℃灭菌 20 min，冷却至 40 ℃左右，在超净台通风橱中用微量移液器加壮观霉素溶液使终浓度为 100 μg/mL，摇匀后，倒入无菌培养皿中 1 ~2 mm 厚度，待凝固冷却后封口膜密封，标记，置于 4 ℃冷室保存。

14. PBS 盐细菌裂解液：称取 $Na_2HPO_4 \cdot 12H_2O$ 17.9 g、NaCl 17.5 g 置于 1 L 烧杯中，加入 900 mL 去离子水至搅拌至完全溶解，调节 pH 至 7.5，去离子水定容至 1.0 L，高温高压灭菌锅 121 ℃灭菌 20 min，冷却后，于 4 ℃冷室保存，备用。

15. Tris 盐细菌裂解液：称取 Tris 4.84 g、NaCl 17.53 g 置于 1 L 烧杯中，加入 900 mL 去离子水至搅拌至完全溶解，调节 pH 至 7.5，去离子水定容至 1.0 L，高温高压灭菌锅 121 ℃灭菌 20 min，冷却后，于 4 ℃冷室保存，备用。

16. PBST 缓冲液：加入 1 mL 25% 的 Tween-20 至 500 mL 1×PBS 缓冲液中，混匀。

17. 6×Loading Buffer：称取 SDS 1.2 g，称取溴酚蓝 6 mg，转移到 10 mL 的

EP 管中，加入 pH 6.8 的 1M Tris 溶液 600 μL，再加入纯净水约 2 mL，50 ℃水浴约 12 h 待溶解，然后加入甘油 4.7 mL，补水至 9 mL，上下颠倒 EP 管混匀，分装到 1.5 mL 的 EP 管中，每管体积 1 mL，于-20 ℃低温保存，使用前每管加入称取好的 DTT 93 mg，混匀溶解备用。

18. 阴极电泳缓冲液：称取 Tris 30.275 g，称取 Tricine 44.8 g，取 SDS 称 2.5 g 转至 500 mL 锥形瓶中，加 400 mL 蒸馏水搅拌至溶解，然后加水至 500 mL，搅拌混匀，转入标记好的溶液瓶保存。

19. 阳极电泳缓冲液：称取 Tris 121.1 g 转入 500 mL 锥形瓶中，加入蒸馏水 400 mL 搅拌至溶解，用配好的稀盐酸溶液调 pH 至 8.9，加水定容至 500 mL，得到 10×储存液，以后使用前按 1:9 稀释备用。

20. 电转液：称取 Tricine 14.4 g，取甘氨酸称 3 g，转至 1 000 mL 锥形瓶中，量取 800 mL 蒸馏水，加入搅拌充分溶解，最后加入 200 mL 甲醇混匀，4 ℃保存。

21. 1.5M Tris-HCl，pH=8.8 溶液：精确称取 18.16 g Tris 于 100 mL 烧杯中，加入 80 mL 去离子水搅拌溶解，用盐酸调 pH 至 8.8，定容，0.22 μm 的滤头过滤后备用。

22. 牛奶封闭液：10 mL PBS 加入 0.5 g 脱脂牛奶，配成 5% 牛奶封闭液，上下颠倒混匀。

23. 1.0M Tris-HCl，pH=6.8 溶液：精确称取 Tris 12.11 g，加入 80 mL 去离子水于 100 mL 烧杯中充分搅拌溶解，用配好的盐酸溶液调 pH 至 6.8，定容，0.22 μm 的滤头过滤后备用。

24. 30% 丙烯酰胺/甲叉双丙烯酰胺溶液：取丙烯酰胺称 146 g，取甲叉双丙烯酰胺称 4 g，置于 500 mL 锥形瓶中，加入 400 mL 去离子水，搅拌溶解，加水至 500 mL，用 0.45 μm 滤头过滤后，于 4 ℃避光保存。

25. 0.2M 盐酸溶液：用微量移液器吸取浓盐酸 163 μL 加到去离子水中，至终体积为 10 mL，慢慢吹打混匀，备用。

26. 1M 氢氧化钠溶液：称取 NaOH 固体 4 g 于 100 mL 烧杯中，加入去离子水搅拌至溶解，定容，室温保存备用。

27. G-250 考马斯亮蓝染色液：称取考马斯亮蓝 G-250 0.25 g，加入 50 mL 冰醋酸和 125 mL 异丙醇溶解，加纯净水定容至 500 mL，备用。

28. 脱色液：取冰醋酸 100 mL，加纯净水定容至 1 000 mL，备用。

29. 10% SDS 溶液：称取 SDS 10.0 g 置于 100.0 mL 容量瓶中，加入去离子水，溶解后加超纯水定容至 100.0 mL 刻度线，保存备用。

（四）引物设计和合成

载体 GV227-USP28 购买于上海吉凯基因化学有限公司，以此为模板。依据 Pubmed GeneBank 人源 USP28（Accession：NC_000011.10，Gene ID：57646）mRNA 序列，用 Primer Premier 6.0 软件设计 USP28 功能区从第 1 个氨基酸到终止密码子区域的引物，验证 Blast 引物的特异性。

引物：上游 F 5'-GGATCCTATGACTGCGGAGCTGCAGCAGGA-3'，具体信息长度为 29 bp，退火温度 Tm 是 64.9 ℃，GC 含量为 60.9%，含 BamHIGGATCC 酶切位点；下游 R 5'-AAGCTTTCATTCTACCTGACGAAGGAGAGGATCGCA-3' 具体信息长度为 36 bp，退火温度 Tm 是 65.6 ℃，GC 含量为 50%，含 HindⅢAAGCTT 酶切位点及终止密码子 TGA。加粗部分为对应的酶切位点，序列全长为 1 800 bp（含酶切位点），上下游引物由金唯智生物有限公司合成。

二、实验方法

（一）聚合酶链式反应

以 GV227 载体为模板，使用 FastPfu DNA Polymerase，进行 PCR 反应。PCR 反应体系见表 2-1，PCR 扩增条件见表 2-2。

表 2-1 PCR 反应体系

组件	体积/μL
Primer template	1+1
Plasmid template	1
5×buffer	5
Pfu polymerase	0.7
dNTP Mix，10 mmol/L	1
5×Stimulant	2.5
ddH_2O	up to 25 μL

表 2-2　PCR 扩增条件

温度/℃	时间	周期
98	5 min	
98	30 s	35
56	30 s	35
72	90 s	35
72	10 min	
4	∞	

(二) DNA 胶回收

1. 初次使用前,按照说明书在 Buffer PW 中加入无水乙醇,按照试剂瓶标签的指示量加入。

2. 从琼脂糖凝胶中将 DNA 目的条带小心切下,切碎,放入干净的 EP 离心管中,称重量并标记。

3. 向装有胶块的离心管中加 6 CV 的 Buffer PG。

4. 恒温水浴槽中 50 ℃,孵育 10 min,并不断温和地上下摇匀胶块,以确保胶块能够充分溶解。

5. 柱平衡:向已装入收集管(Collection Tube)中的吸附柱(Spin Column CM)中加 200 μL Buffer PS,12 000 r/min 条件下离心约 2 min,收集管底下废液弃掉,将吸附柱重新置于收集管中。

6. 将步骤(4)中所得的溶液加到已装入收集管的吸附柱中,室温放置 2 min,12 000 r/min 条件离心 1 min,收集管底下废液弃掉,将吸附柱放回收集管中。

7. 向吸附柱中加 500 μL Buffer PG,12 000 r/min 条件离心 1 min,收集管底下废液弃掉,将吸附柱置于收集管中。

8. 向吸附柱中加 650 μL Buffer PW(使用前已加指定的无水乙醇),12 000 r/min 条件离心 1 min,收集管底下废液弃掉,将吸附柱置于收集管中。

9. 12 000 r/min 条件离心 2 min,收集管底下废液弃掉,室温晾干。

10. 将吸附柱置于一个干净的 1.5 mL 离心管中,向吸附膜中间位置悬空滴加 50 μL EB Buffer,室温放置 2 min。12 000 r/min 条件离心 2 min,重复两次,收集 DNA 溶液。

（三）制备感受态细胞

1. 经过在固体培养基上过夜培养细菌，用无菌枪头轻轻挑取单菌落 DH5α，在 5Ml 的 LB 培养基中轻轻蘸几下，在恒温摇床上 200 r/min 37 ℃震荡培养 6 ~ 8 h，监测 OD 值，达到对数期后，取出。

2. 取 1 mL OD 值，即 A600nm 0.4 ~ 0.5 的菌到无菌 1.5 mL EP 管中。

3. 4 000 r/min 条件离心 5 min，移液枪吸走上清液，再加 100 μL 预冷的 1M $CaCl_2$ 溶液轻轻悬浮菌体沉淀，冷冻保存于-80 ℃冰箱。

（四）DNA 胶回收产物末端加“ A”尾以及与 T 载体连接

胶回收 USP28 的 DNA 片段，末端 加“ A”尾。具体操作：加入 buffer 5 μL，dNTPs（浓度为 2 mmol/L）2 μL，再加入 Taq 酶 1 μL，蒸馏水补足，总反应体积 50 μL，放入 PCR 仪器中 72 ℃孵育 10 min。加“A”后 PCR 胶回收产物，取回收产物 3.5 μL，加入 pGEMT-easy 0.5 μL（浓度为 30 ng），10× T4 buffr 5 μL，T4 DNA 连接酶 1 μL(3U/l)，总反应体积为 10 μL，4 ℃条件连接过夜。

（五）细菌的转化及蓝白斑筛选

取 10 μL 过夜连接产物，加入感受态大肠杆菌 DH5α 悬浮菌液中并混匀，冰上孵育 30 min，42 ℃孵育 90 s，再在冰上孵育 5 min；加入 800 μL 的 LB 肉汤培养基，置于恒温震荡摇床培养 2 h（200 r/min，37 ℃）；然后在含氨苄青霉素（ 100 g/mL）固体培养基上避光加已配好的 14 μL IPTG 和 20 μL 的 X-gal（120 mg/mL），用三角涂布棒涂布均匀；待晾干后，加转化菌液 200 μL，涂布均匀，超净台放置约 20 min 后，倒置平板于 37 ℃培养箱中过夜培养 14 h 左右；第二天早上观察固体培养平皿上长出蓝斑和白斑两种菌落，蓝色斑点的菌落是没有插入片段的克隆，白色斑点的菌落可能是插入目的片段的克隆，单挑白斑菌落的克隆培养进行菌液 PCR 及双酶切验证。

（六）克隆的菌液 PCR 鉴定

用移液器吸取 600 μL 菌液（已培养过夜），置于干净的 1.5 mL EP 离心管中，12 000 r/min 条件离心 2 min，弃掉上清液，加 60 μL 纯净水吹打混匀；取样品水浴锅中 100 ℃煮 5 min；12 000 r/min 条件离心 2 min，取上清液当作 PCR 反应模板；PCR 反应体系为 25 μL，其中菌液 DNA 5 μL，上游引物

0.1 μL(100 μmol/L),下游引物 0.1 μL(100 μmol/L),2×Taq Master Mix 10 μL,用 dH_2O 补足 25 μL;PCR 扩增条件同聚式酶链式反应相关内容;PCR 产物跑琼脂糖凝胶电泳,拍照比对目的基因的条带,最后鉴定。

(七)克隆菌液的质粒酶切鉴定

1. 初次使用前加 RNase A 于 Buffer P1 中,颠倒摇匀,4 ℃冰箱保存。

2. 用移液器吸取取菌液 1 000 μL(已培养过夜),加入干净的 1.5 mL EP 管中,12 000 r/min 条件离心 5 min 收集菌体沉淀,弃掉上清液。

3. 向留有菌体沉淀的离心管底加 Buffer P1 体积为 250 μL,摇匀,悬浮沉淀。

4. 离心管中继续加 Buffer P2 体积 250 μL,温和上下颠倒混匀约 8 次,使菌体沉淀充分裂解,室温放置 3 ~5 min。溶液此时变得清亮黏稠。

5. 于离心管中加 Buffer N3 体积 350 μL,立即上下颠倒混匀 6 ~8 次,此刻出现白色絮状沉淀,室温静置 5 min。12 000 r/min 条件离心 10 min。

6. 柱平衡:向已装入收集管(Collection Tube)吸附柱(Spin Column CM)中加 200 μL Buffer PS,12 000 r/min 条件离心 2 min,弃流穿液,将吸附柱重新置于收集管中。

7. 将步骤 5 中所得上清液转移至吸附柱,12 000 r/min 条件离心 1 min,弃收集管中废液,将吸附柱置于收集管。

8. 向吸附柱中加 500 μL Buffer PB,12 000 r/min 条件离心 1 min,弃收集管中废液,将吸附柱置于收集管。

9. 向吸附柱中加 Buffer PW 体积 600 μL(请先检查是否已加无水乙醇),12 000 r/min 离心 1 min,弃收集管废液。

10. 重复步骤 9。

11. 将吸附柱置于收集管,12 000 r/min 离心 2 min,弃废液,将吸附柱置于室温干燥 5 min。

12. 将吸附柱置于一个新的收集管中,向吸附膜的中间部位加 50 ~100 μL Buffer EB,室温放置 2 ~5 min,12 000 r/min 条件离心 2 min,质粒溶液收集于离心管中。-20 ℃冰箱保存备用。

13. 分别用 BamHI-HF 和 HindⅢ-HF 对提取质粒进行 37 ℃酶切 4 h,双酶切鉴定(表 2-3),最后用 1% 琼脂糖凝胶电泳拍照鉴定。

表 2-3 双酶切反应体系

组件	体积/μL
Plasmid template	30
10×NEB Buffer 4	5
BamHI-HF	1
HindⅢ-HF	1
ddH_2O	up to 50μL

(八)测序

菌液 PCR 及双酶切验证鉴定为阳性的克隆菌液送金唯智公司进行测序,测序结果与 NCBI 人源 USP28 基因序列进行 Blast 比对。

(九)原核表达载体 pET-28b-USP28 的构建

将阳性克隆与表达载体 pET-28b 进行 BamHI-HF 和 HindⅢ-HF 双酶切,经 1.0% 琼脂糖凝胶电泳,胶回收约 1 800 bp 的 USP28 小片段和约 5 300 bp的 pET-28b 的大片段,T4 DNA 连接酶连接线性化载体片段二者以 7∶1 的比例进行连接(表 2-4)。

表 2-4 T4 酶连接反应体系

组件	体积/μL
USP28 约 1 800 bp	7
pET-28b 约 5 300 bp	1
10×T4 Ligase Buffer	1
T4 DNA 连接酶	0.5
ddH_2O	up to 50 μL

水浴 37 ℃反应 30 min,连接产物化转化入大肠杆菌 DH5α,涂布到含卡那霉素(50 μg/mL)的 LB 琼脂培养基上,恒温 37 ℃培养过夜,待长出单克隆,进行菌液 PCR 及双酶切验证,选阳性克隆送金唯智公司测序。将鉴定正确的阳性质粒转化入大肠杆菌 BL21(DE3)中,获得带有原核表达载体 pET-28b-USP28 的 BL21(DE3)菌株。

（十）USP28 的诱导表达

在含 100 mL LB 肉汤的培养基培养瓶中，接种 10 μL 含有质粒 pET-28b-USP28 的 BL21（DE3）菌液，在恒温培养箱 200 r/min、37 ℃培养 6 h，用紫外-可见光分光光度计检测处 OD 值（600 nm），待 OD 值为 0.8 时加 IPTG 使得终浓度为 0.5 mmol/L 溶液，置于培养箱 20 ℃过夜诱导表达。

配制 50 mL LB 肉汤液体培养基，121 ℃灭菌 20 min，待冷却后加入卡那霉素（50 μg/mL），37 ℃震摇培养至 OD 值 0.8 左右，加终浓度梯度为 0.1、0.5、1.0 mmol/L IPTG，置于培养箱 30 ℃诱导培养过夜，冰浴超声提取蛋白，4 ℃保存。

（十一）USP28 的纯化

将菌液于 4 ℃ 8 000 r/min 离心 2 min，弃上清液后加 20 mL 纯净水混匀，4 ℃ 8 000 r/min 离心 2 min 弃上清液并加 10 mL Tris 细菌裂解液吹匀，超声破碎 20 次，每次 6 s，4 ℃ 12 000 r/min 离心 20 min，0.45 μm 滤头过滤裂解后液体，留滤出液，利用镍柱亲和层析法分离纯化 USP28 目的蛋白（表 2-5）。

表 2-5 溶液制备

项目	Tris-Hcl/（mmol/L）	NaCl/（mmol/L）	DTT/（mmol/L）	Tween-20/%	Imidazole/（mmol/L）	pH
提蛋白	50	300	1	0.5	0	7.5
Ni-A1	50	300	1	0.5	0	7.5
Ni-B1	50	300	1	0.5	250	7.5

纯化方法：用 Ni-A1 平衡柱子，流速设为 1 mL/min，，检漏排气泡，紫外检测器 A 值调零，避免气泡进入柱子；以 1 mL/min 流速将所得细菌裂解液注入 5 mL 的 Ni-NTA 预装柱，记录 A 值（4 ℃条件）；用 Ni-A1 缓冲液 1 mL/min 流速洗 10 个柱体积，记下 A 值（4 ℃条件）；用 Ni-B1 缓冲液（含 250 mmol/L 咪唑）以 1 mL/min 流速洗脱 5 CV 并收集目的蛋白，即为纯化后 USP28 重组蛋白（4 ℃条件）；用纯净水以 1 mL/min 的流速冲洗柱子 10 CV，然后用 Ni-A1 平衡 10 CV，最后用 20% 乙醇平衡 10 CV，置于 4 ℃保存。将经亲和层析纯化后的重组蛋白溶液用核算微量仪定量，液氮快速冷却，置于-80 ℃冰箱保存。

三、实验结果

（一）经 PCR 获得 USP28 目的基因

载体 GV227-USP28 为模板（图 2-1A）进行 PCR 反应。PCR 产物，经 1.0% 琼脂糖电泳，成功获得目的片段约 1 800 bp 的 USP28 目的基因，胶回收（图 2-1B）。

（二）克隆载体 pGEMT-USP28 构建及表达载体 pET-28b-USP28 构建

双酶切和 TA 克隆鉴定（图 2-2A、B），成功将 USP28 目的基因连入克隆载体 pGEMT，获得重组克隆载体 pGEMT-USP28，测序 blast 正确后，提取 pGEMT-USP28 质粒，BamHI-HF 和 HindⅢ-HF 双酶切胶回收后连入 pET-28b 并转入大肠杆菌 DH5α 中，经菌液 PCR 验证，成功获得表达载体 pET-28b-USP28（图 2-2C、D），并将其转入大肠杆菌表达菌株 BL21（DE3）。

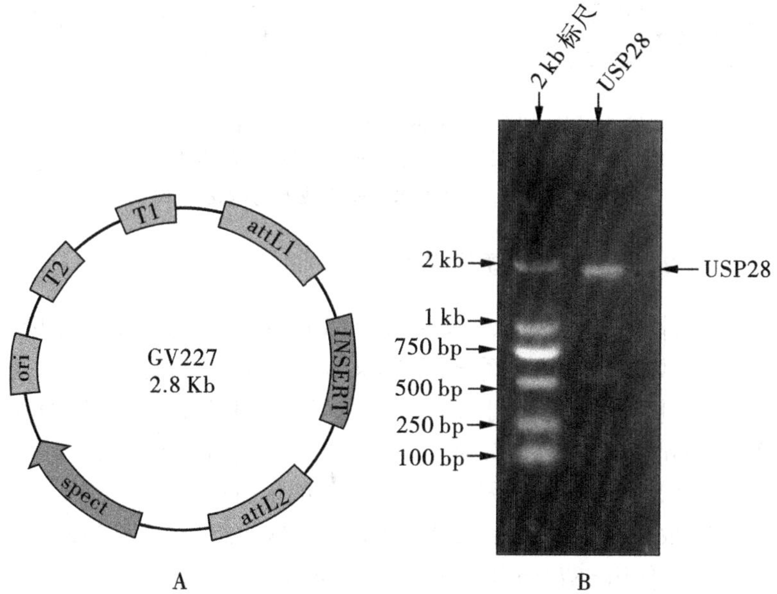

A. USP28 基因载体 GV227-USP28；B. USP28 基因 PCR 产物 1% 琼脂糖电泳

图 2-1 经 PCR 获得 USP28 目的基因

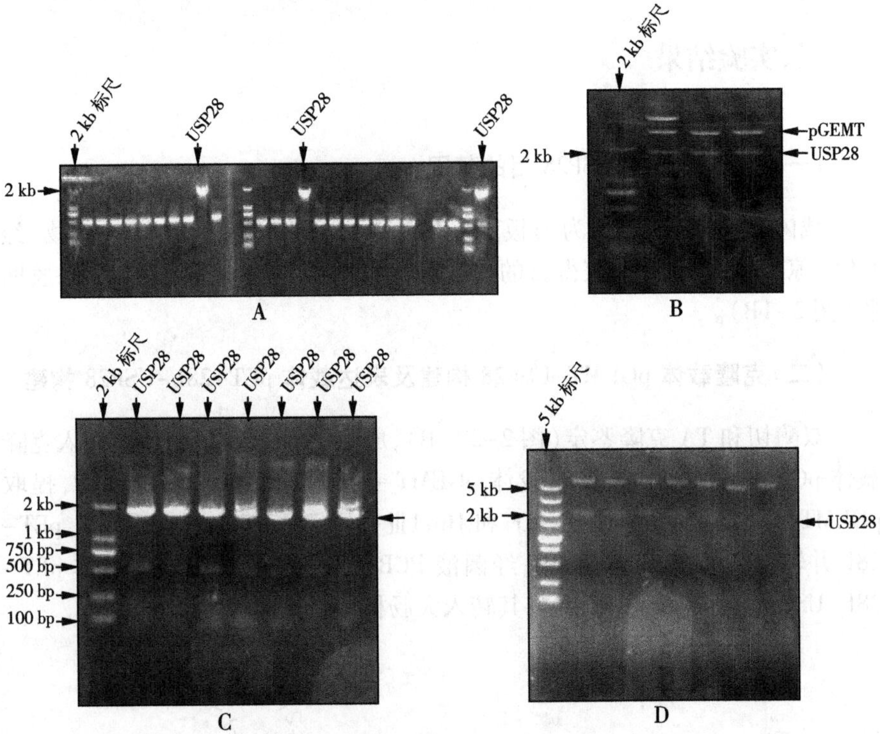

A. 蓝白斑筛选得到的阳性克隆，菌液 PCR 结果；B. 载体质粒 pGEMT-USP28 双酶切；C. 阳性克隆 pET-28b-USP28 菌液 PCR 结果；D. 载体质粒 pET-28b-USP28 双酶切

图 2-2　克隆载体及表达载体的构建

(三) USP28 重组蛋白的诱导表达

所得蛋白样品，进行电泳 SDS-PAGE(10%)，再次考马斯亮蓝染色，经醋酸进行脱色处理，经 IPTG 诱导，在 70 kDa 左右呈现一条蛋白条带，与重组融合蛋白分子量(70 kDa)大小相符(图 2-3A)。同时，使用带 His 标签的抗体，进行 western blot 检测，再次确认此条带即为目的蛋白，同时在不同 IPTG 浓度下(0、0.1、0.5、1 mmol/L)诱导，对表达的目的蛋白量进行比较。结果显示，经不同 IPTG 浓度诱导 16 h 后，表达出大量 USP28 重组蛋白(图 2-3B)。

本实验中，使用 pET28b 作为表达载体，BL21(DE3) 作为表达菌株。本实验采用的是考马斯亮蓝快速染色实验，操作便捷，目的蛋白条带显示清晰。

(四) USP28 重组蛋白的纯化

pET-28b 作为本次实验的表达载体，带有 6×His Tag，选镍柱进行目的蛋白的纯化分离，融合蛋白中的 His · Tag 可与连接在凝胶支持物上的镍发生亲和作用而吸附在层析柱上，其他杂蛋白则不吸附、少量发生特异性吸附或与 Ni^{2+} 的结合力弱于 His · Tag 与 Ni^{2+} 的相互作用，达到分离纯化带 His 标签的目的蛋白。利用高浓度咪唑来洗脱目的蛋白。咪唑环竞争组氨酸残基与 Ni^{2+} 的结合位点，从而导致目的蛋白被含咪唑的溶液洗脱下来。10% SDS-PAGE 结果经 Image J 软件分析，纯化后目的蛋白条带光密度超过总蛋白条带的 90%（图 2-3A）。

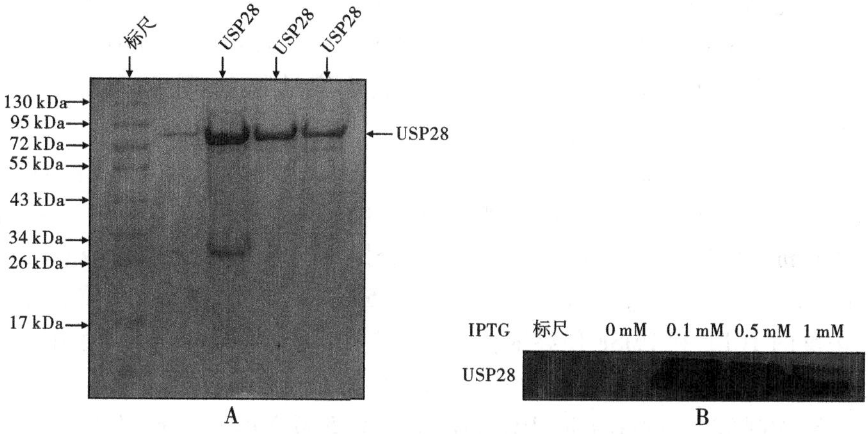

A. 考马斯亮蓝快速染色；B. USP28 重组蛋白的诱导表达

图 2-3　USP28 重组蛋白

第二节　USP28 全长截断体（M1-S700）带 MBP 标签的纯化

一、实验材料

（一）主要仪器设备

主要仪器设备同第二章第一节。

（二）主要试剂耗材

1. Amylose resin 填料树脂（德国 Qiagen 公司）。
2. 50 mL 塑料管（上海生工生物工程技术服务有限公司）。

3. 3C 酶(上海国家蛋白质中心)。

4. E. coli Transetta(上海国家蛋白质中心)。

5. 载体 PRSFduet-USP28(上海国家蛋白质中心)。

6. 超滤管 20 kDa(美国 Millipore 公司)。

(三)主要实验仪器设备常用溶液的配置

1. 配制 50 mmol/L Tris pH=7.5 和 0.5 M NaCl 溶液:精确称取 Tris 3.02 g,取 NaCl 称 14.6 g,加入 450 mL 去离子水于 500 mL 烧杯中充分搅拌溶解,用配好的盐酸溶液调 pH 至 7.5,转入容量瓶中,用纯净水定容至 500 mL,0.45 μm 的滤头过滤后备用。

2. 配制 50 mmol/L Tris pH=7.5,0.5 M NaCl,2 mmol/L TCEP,1 mmol/L PMSF,10% 甘油(Glycerin)溶液:精确称取 Tris 3.02 g,称取 NaCl 14.6 g,加入 450 mL 去离子水于 500 mL 烧杯中充分搅拌溶解,用配好的盐酸溶液调 pH 至 7.5,转入容量瓶中,用纯净水定容至 500 mL,备用,每次使用前加入配好浓度的 TCEP 和 PMSF 使终浓度分别为 2 mmol/L 和 1 mmol/L,使用前加入终体积浓度为 10% 的甘油,经 0.45 μm 的滤头过滤后备用。

3. 配制 50 mmol/L Tris-HCl pH=7.5,0.5 M NaCl,25 mmol/L 麦芽糖(Maltose)溶液:精确称取 Tris 3.02 g,称取 NaCl 14.6 g,称取 Maltose 4.51 g,加入 450 mL 去离子水于 500 mL 烧杯中充分搅拌溶解,用配好的盐酸溶液调 pH 至 7.5,转入容量瓶中,用纯净水定容至 500 mL,0.45 μm 的滤头过滤后备用。

4. 配制 25 mmol/L Tris pH=7.5,0.15 M NaCl,2 mmol/L TCEP 溶液:精确称取 Tris 1.56 g,称取 NaCl 4.38 g,加入 450 mL 去离子水于 500 mL 烧杯中充分搅拌溶解,用配好的盐酸溶液调 pH 至 7.5,转入容量瓶中,用纯净水定容至 500 mL,备用,每次使用前加入配好浓度的 TCEP 使终浓度分别为 2 mmol/L,经 0.45 μm 的滤头过滤后备用。

二、实验方法

表达载体 PRSFduet-USP28,包含有 MBP-USP28(M1-S700)截断体催化结构域,转化在感受态大肠杆菌 Transetta *E. coli* 中,用 LB 肉汤培养基培养。待 OD 值为 0.6 时,加入 0.1 mmol/L 的 IPTG 在恒温摇床 200 r/min、20 ℃震荡过夜 20 h;收集菌体沉淀(8 000 r/min,4 min),加入细菌裂解液(50 mmol/L Tris pH=7.5,0.5 M NaCl,2 mmol/L TCEP,1 mmol/L PMSF,10% Glycerin),

冰浴超声裂解破碎，收集上清液（12 000 r/min，1 h，4 ℃）。细菌破碎上清液与 amylose resin 树脂 4 ℃孵育 2 h，溶液（50 mmol/L Tris pH = 7.5，0.5 M NaCl，2 mmol/L TCEP）洗 5 个柱体积，目的是洗掉未结合的蛋白；然后用麦芽糖溶液（50 mmol/L Tris pH=7.5，0.5 M NaCl，2 mmol/L TCEP，25 mmol/L Maltose）洗脱收集目的蛋白 MBP-USP28，20 kDa 超滤管浓缩蛋白；将浓缩所得目的蛋白 MBP-USP28 和 3C 酶冰上孵育过夜，以便于将标签 MBP 完全切割；再次重复和 amylose resin 树脂 4 ℃孵育 2 h，用配置好的溶液（25 mmol/L Tris pH=7.5，0.15 M NaCl，2 mmol/L TCEP）洗脱 5 CV，收集到的蛋白即是无标签的目的蛋白 USP28，20 kDa 超滤管浓缩（4 000 r/min，3 min，4 ℃），分装在干净的 1.5 mL 的 EP 管，液氮快速冷却，冻存于-80 ℃冰箱中备用。

三、实验结果

表达载体 PRSFduet-USP28 含有麦芽糖结合蛋白（MBP）标签，MBP 能增加目的蛋白的表达水平和溶解性。直链淀粉树脂（amylose resin）是由直链淀粉与琼脂糖珠组成的亲和基质，能够分离纯化与 MBP 融合的蛋白质。MBP 由 370 个氨基酸残基组成，分子量为 44 kDa。亲和纯化使用麦芽糖进行温和洗脱，保持了 MBP 标记的蛋白质的活性，纯化结果见图 2-4。

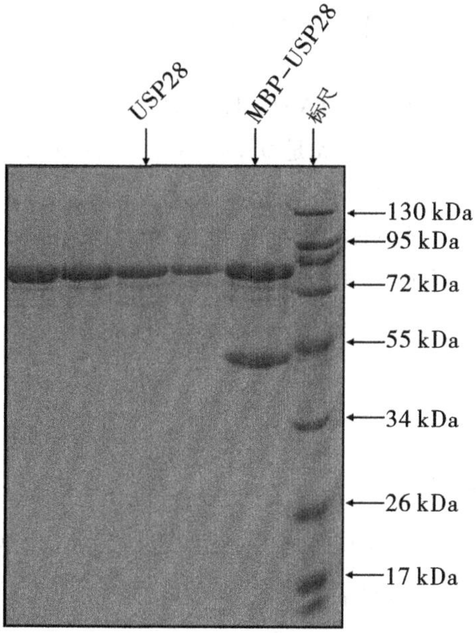

图 2-4　带 MBP 标签的 USP28 重组蛋白考马斯亮蓝快速染色

第三节 USP28 全长截断体(M1-S700)带组氨酸标签(His)的原核表达

一、实验材料

(一)主要实验仪器设备和试剂耗材

主要实验仪器设备和试剂耗材同第二章第一节。

(二)引物设计和合成

依据 Pubmed GeneBank 人源 USP28(Accession:NC_000011.10,Gene ID:57646)mRNA 序列,用 Primer Premier 6.0 软件设计 USP28 功能区从第 1 个氨基酸到终止密码子区域的引物,验证 Blast 引物的特异性。

引物:上游 F 5'-ATTGGATCCTATGACTGCGGAGCTGCAGC-3',具体信息长度为 19 bp,退火温度 Tm 是 63.31 ℃,GC 含量为 63.16%,含 BamHIG GATCC 酶切位点。

下游 R 5'-ATTAAGCTTTTAAGACTGCTCTTCTTCCCACTCCTC-3'具体信息长度为 24 bp,退火温度 Tm 是 63.42 ℃,GC 含量为 54.17%,含 HindⅢ AAGCTT 酶切位点及终止密码子 TAA。

加粗部分为对应的酶切位点,序列全长为 2 100 bp(含酶切位点),上下游引物由金唯智生物有限公司合成。

二、实验方法

(一)聚合酶链式反应

以 PRSFduet-USP28 载体为模板,使用 FastPfu DNA Polymerase,进行 PCR 反应。PCR 反应体系见表 2-6;PCR 扩增条件见表 2-7。

表2-6 PCR反应体系

组件	体积/μL
Primer template	1+1
Plasmid template	1
5×buffer	5
PfuDANpolymerase	0.5
dNTP Mix,10 mM	1
5×Stimulant	2.5
ddH_2O	up to 25 μL

表2-7 PCR扩增条件

温度/℃	时间	周期
98	5 min	
98	30 s	35
57.2	30 s	35
72	90 s	35
72	10 min	
4	∞	

(二)T4连接酶连接

T4连接酶连接反应体系见表2-8。

表2-8 T4连接酶连接反应体系

组件	周期/μL
Recovered USP28(1 800 bp)	7
Recovered pET-28b(5 300 bp)	1
10×T4 Ligase Buffer	1
T4 DNA Ligase	0.5
ddH_2O	up to 10 μL

（三）DNA 胶回收、菌液 PCR 鉴定及质粒酶切鉴定

具体内容同第二章第一节相关部分。

三、实验结果

（一）经 PCR 获得全长截断体 USP28 目的基因

PCR 产物，经 1.0% 琼脂糖电泳，成功获得目的片段约 1 800 bp 的 USP28 目的基因，胶回收（图 2-5）。

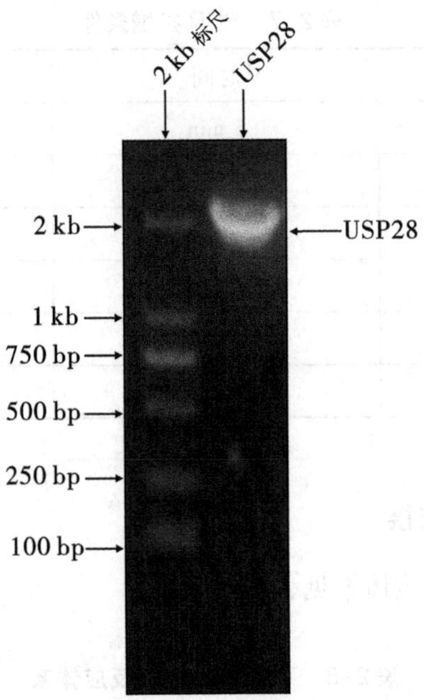

图 2-5　全长截断体 USP28（1-700 aa）基因 PCR 产物 1% 琼脂糖电泳

（二）表达载体 pET-28b-USP28（1-700 aa）构建

测序 blast 正确后，BamHI-HF 和 HindⅢ-HF 双酶切已经构建好的 pET-28b-USP28 载体（图 2-6A），胶回收大片段 pET-28b 后 T4 连接酶 4 ℃过夜连接 PCR 产物，转入感受态大肠杆菌 DH5α 中，菌液 PCR 和双酶切验证阳性克隆(图 2-6B),获得 pET-28b-USP28 表达载体(图 2-6C),化转入 BL21(DE3) 大肠杆菌表达菌株。

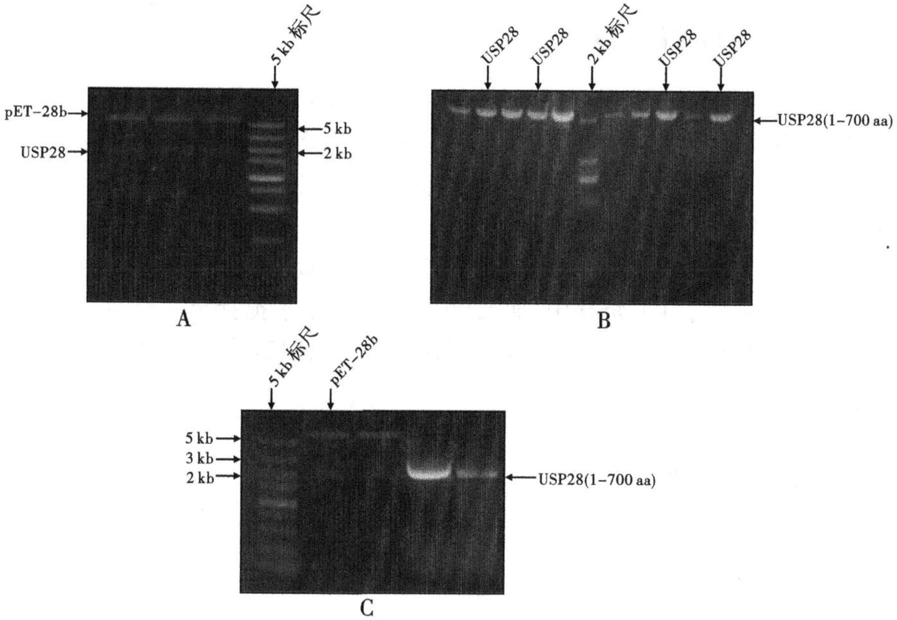

A. 载体质粒 pGEMT-USP28 双酶切;B. 阳性克隆 pET-28b-USP28(1-700 aa)菌液 PCR 结果;C. 载体质粒 pET-28b-USP28(1-700 aa)双酶切

图 2-6　pET-28b-USP28 载体

第四节　基于荧光检测 USP28 抑制剂筛选模型的建立

一、实验材料

(一)主要仪器设备

主要仪器设备同第二章第一节。

(二)主要试剂耗材

1. EnVision 96 半孔黑板(美国 PerkinElmer 公司)

2. 底物 Ub-AMC(美国 Boston Biochem 公司)

3. 二相色镜(美国 PerkinElmer 公司)

(三)常用溶液的配置

1. 配制 50 mmol/L pH=7.5 Tris 和 0.5 M NaCl 溶液:称取 Tris 6.05 g、NaCl 29.22 g 置于 1 L 烧杯中,加入 900 mL 去离子水搅拌至完全溶解,调节 pH 至 7.5,去离子水定容至 1.0 L,高温高压灭菌锅 121 ℃灭菌 20 min,冷却后,于 4 ℃冷室保存,备用。

2. 配制 25 mmol/L Tris pH=7.5 和 0.3 M NaCl 溶液:称取 Tris 3.02 g、NaCl 17.53 g 置于 1 L 烧杯中,加入 900 mL 去离子水搅拌至完全溶解,调节 pH 至 7.5,去离子水定容至 1.0 L,高温高压灭菌锅 121 ℃灭菌 20 min,冷却后,于 4 ℃冷室保存,备用。

二、实验原理

(一)建立荧光筛选的方法

由于 USP28 去泛素化过程中可切割和底物异肽键连接的泛素分子 76 位甘氨酸的 C 端,本研究使用在泛素 76 位甘氨酸修饰的产荧光肽底物的荧光的基团 7-氨基-4-甲基香豆素(Ub1-72-Leu73-Arg74-Gly75-Gly76-AMC,Ub-AMC)。通过酶标仪(PE Envision),利用二相色镜激发光激发(波长 355 nm),在发射波长 355 nm 处测定释放的 AMC 的荧光强度就可以定量地分析重组蛋白 USP28 的酶活性,定量判断 USP28 活性及筛选小分子化合物对其活性抑制作用,建立 USP28 抑制剂筛选平台。此方法也是最省时且最灵敏的检测方法。

(二)双倒数法

利用 Lineweaver Burk(图 2-7A)双倒数法,用 I/V 对 I/[S]作图即得一条直线(图 2-7B),直线的斜率为 K_m/V_{max},I/V 的截距为 I/V_{max},当 I/V=0 时,1/[S]的截距为-1/K_m。

竞争性抑制动力学特点:①当有抑制剂 I 存在时,K_m 增大而 V_{max} 不变,故 K_m/V_{max} 亦增大。②表观 K_m(Kapp)随[I]的增大而增大。③抑制程度与[I]成正比,而与[S]成反比,故当底物浓度极大时,同样可达到最大反应速度。

$$\frac{1}{V}=\frac{K_m}{V_{max}}\left(\frac{1}{[S]}\right)+\frac{1}{V_{max}}$$

A

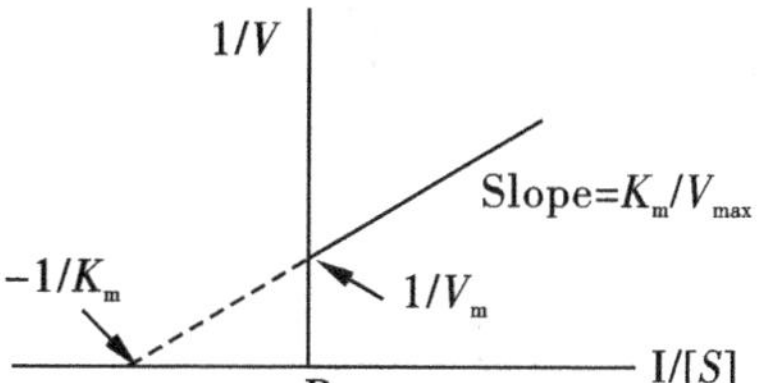

B

A. Lineweaver 方程;B. 双倒数(Lineweaver)作图法

图 2-7　双倒数法

非竞争抑制动力学特点:①当抑制剂 I 存在时,K_m 不变而 V_{max}减小,K_m 和 V_{max}增大。②表观 Vm(Vapp)随[I]的增大而减小。③抑制程度只与[I]成正比,而与[S]无关。

反竞争性抑制动力学特点:①当有抑制剂 I 存在时,K_m 和 V_{max} 都减小,而 K_m/V_{max}不变。②有抑制剂 I 存在时,Kapp 和 Vapp 都随[I]的增大而减小。③抑制程度既与[I]成正比,又与[S]成正比。

三、实验方法及实验结果

(一)建立荧光筛选的方法

用基于荧光的方法,固定 USP28 酶浓度 15.625 nmol/L,底物 Ub-AMC 设置 6 个浓度,分别为 100 nmol/L、125 nmol/L、166.7 nmol/L、250 nmol/L、500 nmol/L,检测不同浓度底物经激发光 355 nm 处激发,在发射光 460 nm 处实时检测荧光强度,并以荧光强度为纵坐标,时间为横坐标做图,得到 R^2 = 0.9606 标准曲线(图 2-8)。根据 Michaelis-Menten,得到 V_{max} = 22.47,K_m = 1061 nmol/L,与文献报道的相近(1137±93)nmol/L 表明以 Ub-AMC 为底物建立的荧光方法具有可行性。

(二)成功建立 USP28 抑制剂筛选模型

综合考虑经济以及可行性问题,我们首先选底物浓度 Ub-AMC(200 nmol/L),将切掉标签 MBP 纯化到的蛋白 USP28(1-700 aa)设置 7 个浓度,分别为 0、3.9、15、62.5、250、1 000 nmol/L,荧光信号值随时间检测记录(图 2-9),可得知酶和底物反应未达到饱和,得到 EC_{50} 为196.1 nmol/L(图 2-10)。

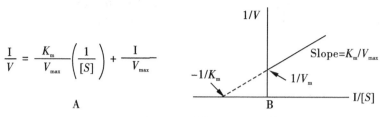

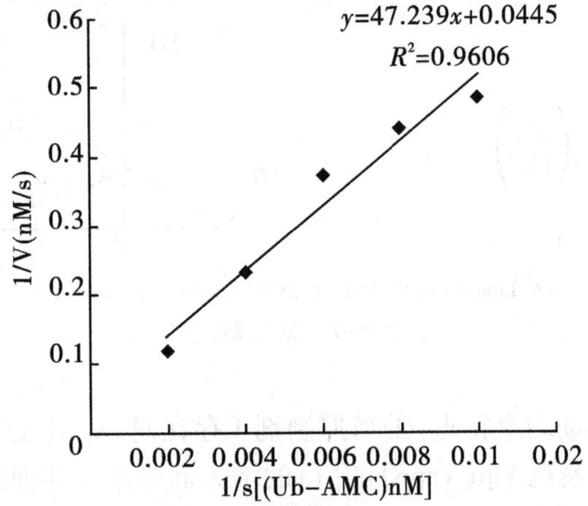

图 2-8　底物 Ub-AMC 荧光方法标准曲线

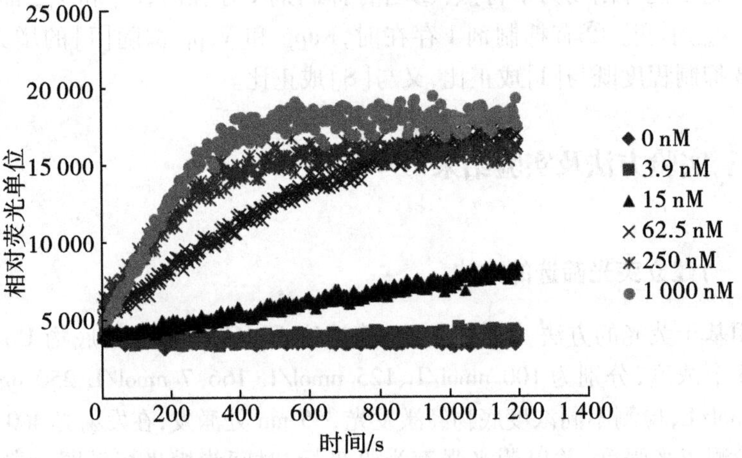

图 2-9　底物 Ub-AMC(200 nmol/L)荧光信号检测实时曲线

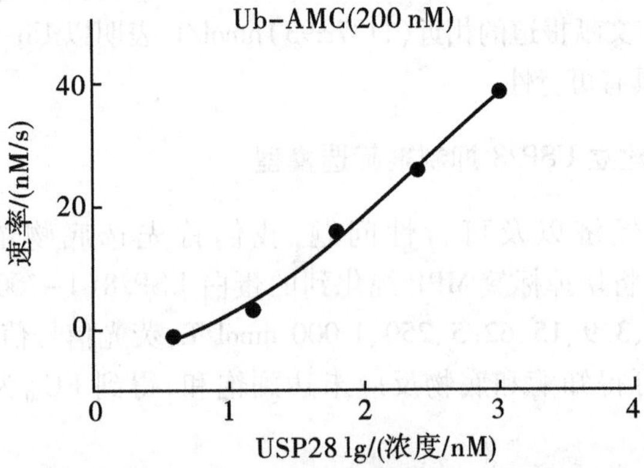

图 2-10　底物 Ub-AMC(200 nmol/L)对截断体 USP28 的 EC_{50} 测定曲线

然后降低底物浓度，选底物 Ub-AMC 浓度为 100 nmol/L，将切掉标签 MBP 纯化到的蛋白 USP28（1－700 aa）设置 6 个浓度，分别为 0、3.9、15、62.5、250、1 000 nmol/L，荧光信号值随时间检测记录（图 2-11），检测到的荧光信号随时间变化呈 S 形，可得知酶和底物反应达到饱和，得到 EC_{50} 为 54.07 nmol/L（图 2-12），一般选择酶浓度原则是 EC_{50}～EC_{80}，因此，我们选择的最终酶 USP28 浓度是 62.5 nmol/L。选底物 Ub-AMC 浓度为 200 nmol/L，购买的全长 USP28（Boston）标准蛋白经测定得到 EC_{50} 为 403.2 nmol/L（图 2-13）。

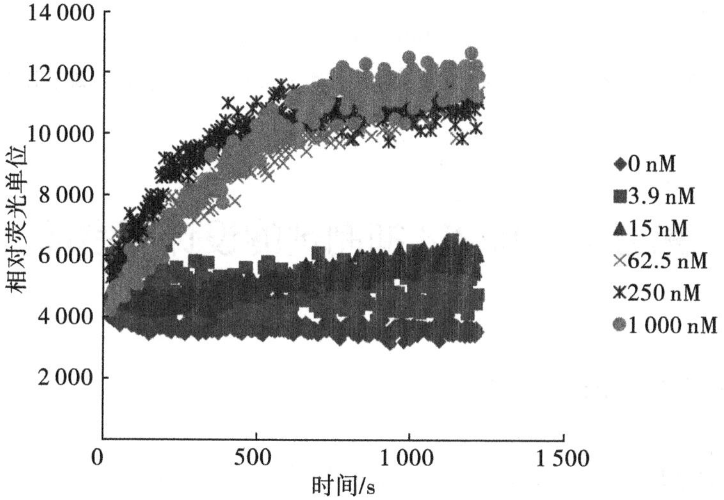

图 2-11　底物 Ub-AMC（100 nmol/L）荧光信号检测实时曲线

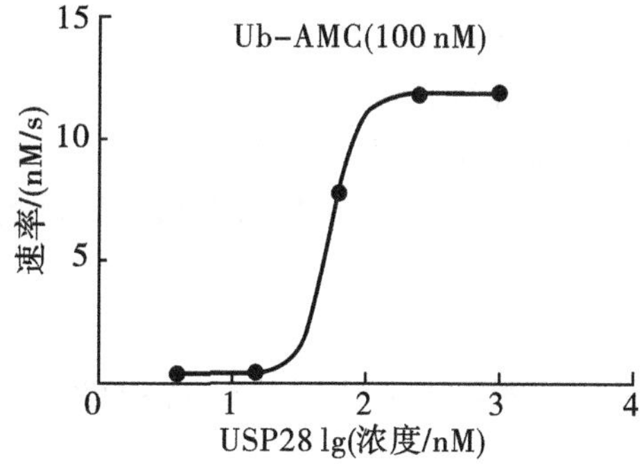

图 2-12　底物 Ub-AMC（100 nmol/L）对截断体 USP28 的 EC_{50} 测定曲线

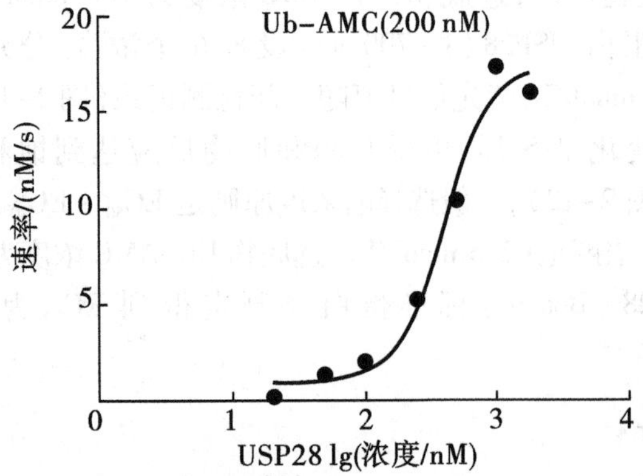

图 2-13　底物 Ub-AMC(200 nmol/L)对全长 USP28 的 EC_{50} 测定曲线

第五节　USP28 抑制剂的设计和合成

一、实验仪器及材料

1. 数字熔点测定仪(北京科仪电光仪器厂的 X5 型)
2. 红外光谱仪器(Nicolet IR200 型红外吸收光仪)
3. 超导核磁共振仪(瑞典 Bruker 公司)
4. Q-Tof Micro 高分辨质谱(美国 Waters 公司)
5. HPLC(美国 Thermo Fisher 公司)
6. 柱层析硅胶(上海五四化学试剂厂)
7. 薄层层析硅胶 GF254(购于青岛海洋化工厂)

分离纯化所用溶剂为工业级重蒸试剂,合成所用试剂均为市售分析纯试剂。

二、三氮唑类化合物的化学合成及结构表征

1. 化合物的合成路线。试剂和反应条件:①合适胺(Appropriate amine),DIEA,DMF,100 ℃,3 h;②$NaNO_2$,AcOH,H_2O,10 ℃,1 h;③Alkali,ethanol,reflux。化合物的合成及表征(图 2-14)。

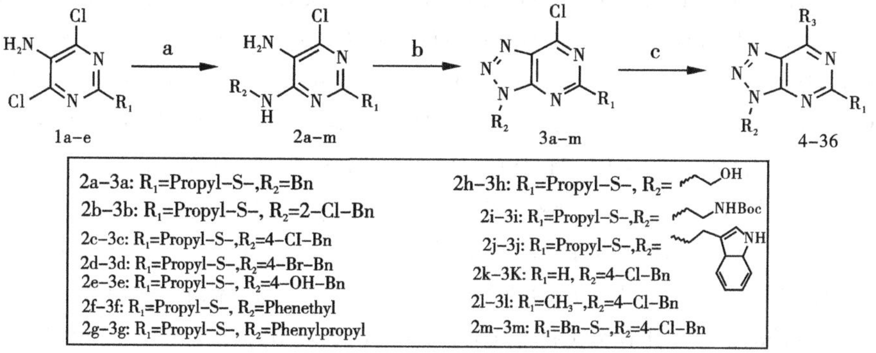

图 2–14 目标化合物合成路线

2. 化合物 2 的合成。化合物的合成及表征：将化合物 1（1eq）、胺类似物（1eq）和二异丙基乙胺（1eq）溶于 DMF 中，加热至 100 ℃反应 3 h，TLC 检测反应完毕。然后将反应液冷却至室温，加入乙酸乙酯，接着水洗三次，有机相浓缩后得化合物 2 的粗品，不需进一步纯化，直接进行下一步。

3. 化合物 3 的合成。化合物的合成及表征：将上步粗品化合物 2（1eq）溶于醋酸中，冰浴冷却下，滴加亚硝酸钠（1eq）的水溶液，使体系温度不高于 10 ℃。滴加完毕后，继续搅拌 1 h 后，TLC 检测反应完全。然后将反应液倒入乙酸乙酯中，水洗三次，再用饱和碳酸氢钠溶液洗至中性。用无水硫酸钠干燥有机相，减压浓缩后得化合物 3 的粗品，不需进一步纯化，可以直接进行下一步。

三、目标化合物 4—36 的合成及表征

将胺类似物和中间体 3 在碱性条件下发生亲核取代反应即可得目标化合物 4—36，但由于脂肪胺与芳胺的亲核性强弱不同，因此我们将反应条件按以下分类进行。①芳胺取代反应：将取代的苯胺（1eq）、中间体 3（1eq）和三乙胺（1.2eq）溶于无水乙醇中，加热至回流 8 ~ 12 h，冷却，浓缩。将粗品溶于乙酸乙酯，水洗，干燥，过柱。②脂肪胺取代反应：将胺（1eq）、中间体 3（1eq）和三乙胺（1.2eq）溶于乙腈中，室温搅拌过夜，浓缩，再将粗品溶于乙酸乙酯，水洗，干燥，过柱。

化合物 4 的制备：将无水哌嗪（1eq）、中间体 3a（1eq）和三乙胺（1.2eq）溶于乙腈中，室温搅拌过夜，抽滤即得白色固体，产率 90%，m. p. 108. 0 - 109. 2 ℃。^{1}H NMR（400 MHz，Chloroform - d，δ，ppm）δ 7. 41 - 7. 43（m，2H），

7.29-7.34(m,3H),5.65(s,2H),4.61(m,2H),4.03(m,2H),3.10-3.14(t,J=7.2 Hz,1H),3.00-3.03(m,4H),1.76-1.82(m,2H),1.07(t,J=7.4 Hz,3H)。^{13}C NMR(100 MHz,DMSO-d_6,δ,ppm) δ 168.85,153.44,148.64,123.31,58.34,44.71,32.31,31.78,24.18,22.59,13.20。HR-MS(ESI):Calcd. $C_{18}H_{23}N_7S$,[M+H]$^+$ m/z:377.1548,Found:377.1537。

化合物5的制备:将呋喃甲胺(1eq)、中间体3a(1eq)和三乙胺(1.2eq)溶于乙腈中,室温搅拌过夜。将反应液浓缩后溶于乙酸乙酯,然后用水洗三次,有机相浓缩后过柱(PE : EA=2 : 1),得白色固体,产率81%,m. p. 138.5-138.7 ℃。^{1}H NMR(400 MHz,Chloroform-d,δ,ppm) δ 7.41(m,3H),7.31(m,3H),6.52(m,1H),6.33(d,J=5.1 Hz,2H),5.66(s,2H),4.83(d,J=5.3 Hz,2H),3.16(t,J=7.3 Hz,2H),1.77-1.82(m,2H),1.06(t,J=7.4 Hz,3H)。^{13}C NMR(100 MHz,DMSO-d_6,δ,ppm) δ 169.68,152.88,151.61,149.19,142.05,135.65,128.63,128.03,127.95,127.83,122.71,110.46,107.12,49.37,36.68,32.43,22.59,13.27。HR-MS(ESI):Calcd. $C_{19}H_{19}N_7OS$,[M+H]$^+$ m/z:381.1498,Found:381.1489。

化合物6的制备:将环丙胺(1eq)、中间体3a(1eq)和三乙胺(1.2eq)溶于乙腈中,室温搅拌过夜,抽滤即得白色固体,产率78%,m. p. 122.4-123.0 ℃。^{1}H NMR(400 MHz,Chloroform-d,δ,ppm) δ 7.42(m,2H),7.33(m,3H),5.66(s,2H),3.16(m,2H),1.79(m,2H),1.06(t, J=7.4 Hz,3H),0.90(m,2H).0.68(m,2H).^{13}C NMR(100 MHz,DMSO-d_6,δ,ppm) δ 169.71,154.11,148.91,135.70,128.64,127.96,127.83,122.74,49.32,32.49,23.68,22.69,13.31,7.39,5.88. HR-MS(ESI):Calcd. $C_{17}H_{20}N_6S$,[M+H]$^+$ m/z:341.1548,Found:341.1538。

化合物7的制备:将3-吡啶甲胺(1eq)、中间体3a(1eq)和三乙胺(1.2eq)溶于乙腈中,室温搅拌过夜,抽滤即得白色固体,产率74%,m. p. 146.0-146.2 ℃。^{1}H NMR(400 MHz,Chloroform-d,δ,ppm) δ 8.66(m,1H),8.53(m,1H),7.71(m,1H),7.42(m,2H),7.32(m,3H),7.23(m,1H),5.66(s,2H),4.88(d, J =5.7 Hz,2H),3.12(t,J=7.3 Hz,2H),1.77(m,2H),1.04(t,J=7.3 Hz,3H)。^{13}C NMR(100 MHz,DMSO-d_6,δ,ppm) δ 169.70,152.99,149.12,148.80,148.17,135.64,135.02,134.25,128.64,128.03,127.97,127.86,123.44,122.72,49.38,41.05,32.38,22.53,13.23。HR-MS(ESI):Calcd. $C_{20}H_{21}N_7S$,[M+H]$^+$ m/z:392.1657,Found:392.1645。

化合物8的制备:将N-(3-氨丙基)吗啉(1eq)、中间体3a(1eq)和三乙胺(1.2eq)溶于乙腈中,室温搅拌过夜。将反应液浓缩后溶于乙酸乙酯,然后用水洗三次，有机相浓缩后过柱（EA：Methanol = 100：1），得白色固体，产率 81%，m. p. 113. 1 – 114. 8 ℃。^{1}H NMR（400 MHz，Chloroform – d，δ，ppm）δ 8.31（s，1H），7.44（m，2H），7.33（m，3H），5.64（s，2H），3.85（t，J=4.6 Hz，3H），3.75（m，2H），3.15（m，2H），2.66（t，J=5.8 Hz，2H），2.52（m，4H），1.76–1.87（m，4H），1.06（t，J =7.4 Hz，3H）。^{13}C NMR（100 MHz，DMSO–d_6，δ，ppm）δ 169.68，153.05，148.95，135.69，128.62，127.94，127.85，122.76，66.14，56.02，53.24，49.33，32.39，25.14，22.67，13.31。HR – MS（ESI）：Calcd. $C_{21}H_{29}N_7OS$，[M+H]$^+$ m/z：428.2233，Found：428.2222。

化合物 9 的制备：将 N，N–二甲基乙胺（1eq）、中间体 3a（1eq）和三乙胺（1.2eq）溶于乙腈中，室温搅拌过夜。将反应液浓缩后溶于乙酸乙酯，然后用水洗三次，有机相浓缩后过柱（EA：Methanol = 100：1），得白色固体，产率 79%，m. p. 138. 5 – 138. 7 ℃。^{1}H NMR（400 MHz，Chloroform – d，δ，ppm）δ 7.41（m，2H），7.29–7.34（m，3H），5.66（s，2H），3.68（m，2H），3.14（t，J= 7.3 Hz，2H），2.57（t，J=5.9 Hz，2H），2.27（s，6H），1.77（m，2H），1.06（t，J=7.4 Hz，3H）。^{13}C NMR（100 MHz，DMSO–d_6，δ，ppm）δ 169.65，153.08，148.99，135.71，128.65，128.00，127.96，127.83，122.71，57.52，49.32，45.14，38.03，32.39，22.68，13.30。HR–MS（ESI）：Calcd. $C_{18}H_{25}N_7S$，[M+H]$^+$ m/z：376.0990，Found：376.0992。

化合物 10 的制备：将 N–甲基乙胺（1eq）、中间体 3a（1eq）和三乙胺（1.2eq）溶于乙腈中，室温搅拌过夜。将反应液浓缩后溶于乙酸乙酯，然后用水洗三次，有机相浓缩后过柱（EA：Methanol = 50：1），得白色固体，产率 88%，m. p. 135.7–137.0 ℃。^{1}H NMR（400 MHz，DMSO–d_6，δ，ppm）δ 7.45–7.26（m，5H），5.63（s，2H），3.72（s，1H），3.12（t，J=7.3 Hz，2H），2.90（t，J=5.8 Hz，2H），2.46（s，3H），1.82–1.72（m，2H），1.04（t，J=7.4 Hz，3H）。^{13}C NMR（100 MHz，DMSO – d_6，δ，ppm）δ 169.66，153.24，148.98，135.70，128.61，127.93，127.82，122.76，49.92，49.88，49.33，35.57，32.42，22.65，13.26。HR – MS（ESI）：Calcd. $C_{17}H_{23}N_7S$，[M+H]$^+$ m/z：358.1814，Found：358.1813。

化合物 11 的制备：将 N–Boc 乙胺（1eq）、中间体 3a（1eq）和三乙胺（1.2eq）溶于乙腈中，室温搅拌过夜，抽滤即得白色固体，产率 82%，m. p. 113.5–114.7 ℃。^{1}H NMR（400 MHz，DMSO–d$_6$，δ，ppm）δ 8.92（t，J=5.7 Hz，1H），7.44–7.25（m，5H），6.92（t，J =5.7 Hz，1H），5.69（s，2H），3.64–3.50（m，2H），3.29–3.19（m，2H），3.15–3.06（m，2H），1.76–1.63（m，2H），0.99（t，J=7.3 Hz，3H）。^{13}C NMR（100 MHz，DMSO–d_6，δ，ppm）δ 169.69，

155.58,153.28,149.01,135.71,128.61,127.94,127.81,122.80,77.60,49.32,32.44,28.14,22.63,13.25。HR-MS(ESI):Calcd. $C_{21}H_{29}N_7O_2S$,[M+H]$^+$ m/z:444.2182,Found:444.2169。

化合物12的制备:将丁二胺(1eq)、中间体3a(1eq)和三乙胺(1.2eq)溶于乙腈中,室温搅拌过夜,抽滤即得白色固体,产率80%,m. p. 127.7-129.0 ℃。^{1}H NMR(400 MHz,Chloroform-d,δ,ppm) δ 7.41(m,2H),7.26-7.33(m,3H),5.64(s,2H),3.71(m,2H),3.12(t,J =7.2 Hz,2H),1.72-1.81(m,8H),1.04(t,J=7.3 Hz,3H)。^{13}C NMR(100 MHz,DMSO-d_6,δ,ppm) δ 169.68,153.06,148.99,135.70,128.59,127.97,127.90,127.82,122.73,49.30,41.30,32.45,30.58,26.13,22.71,13.29。HR-MS(ESI):Calcd. $C_{18}H_{25}N_7S$,[M+H]$^+$ m/z:372.1970,Found:372.1959。

化合物13的制备:将乙二胺(1eq)、中间体3a(1eq)和三乙胺(1.2eq)溶于乙腈中,室温搅拌过夜,抽滤即得白色固体,产率84%,m. p. 112.4-112.7 ℃。^{1}H NMR(400 MHz,DMSO-d_6) δ 7.33-7.36(m,5H),5.70(s,2H),3.71(t,J=6.0 Hz,2H),3.10(t,J=7.2 Hz,2H),3.05(t,J=6.4 Hz,2H),1.64-1.71(m,2H),0.99(t,J=7.3 Hz,3H)。^{13}C NMR(100 MHz,DMSO-d_6,δ,ppm) δ 169.65,153.29,148.96,135.70,128.63,127.95,127.93,127.83,122.77,49.33,43.50,40.55,32.41,22.64,13.28。HR-MS(ESI):Calcd. $C_{16}H_{21}N_7S$,[M+H]$^+$ m/z:344.1657,Found:344.1648。

化合物14的制备:将乙二胺(1eq)、中间体3 k(1eq)和三乙胺(1.2eq)溶于乙腈中,室温搅拌过夜,抽滤即得白色固体,产率71%,m. p. 111.3-112.8 ℃。^{1}H NMR(400 MHz,DMSO-d_6,δ,ppm) δ 8.33(s,1H),7.47-7.30(m,4H),5.77(s,2H),3.54(t,J=6.5 Hz,2H),2.79(t,J=6.5 Hz,2H)。^{13}C NMR(100 MHz,DMSO-d_6,δ,ppm) δ 156.87,154.47,148.21,134.69,132.70,129.68,128.66,124.24,48.67,43.54,40.68。HR-MS(ESI):Calcd. $C_{13}H_{14}ClN_7$,[M+H]$^+$ m/z:304.1077,Found:304.1078。

化合物15的制备:将乙二胺(1eq)、中间体3n(1eq)和三乙胺(1.2eq)溶于乙腈中,室温搅拌过夜,抽滤即得白色固体,产率88%,m. p. 190.1-190.3 ℃。^{1}H NMR(400 MHz,DMSO-d_6,δ,ppm) δ 7.49-7.38(m,4H),5.70(s,2H),4.04-3.96(m,2H),3.52(t,J =6.5 Hz,2H),3.16(t, J =2.6 Hz,1H),2.85-2.75(m,2H)。^{13}C NMR(100 MHz,DMSO-d_6,δ,ppm) δ 167.94,153.41,148.85,134.62,132.79,130.00,128.69,122.83,80.67,72.82,48.61,43.86,40.73,19.11。HR-MS(ESI):Calcd. $C_{16}H_{16}ClN_7S$,[M+H]$^+$ m/z:374.0955,Found:374.0953。

化合物16的制备：将乙二胺(1eq)、中间体3 m(1eq)和三乙胺(1.2eq)溶于乙腈中，室温搅拌过夜，抽滤即得白色固体，产率84%，m. p. 181.1–183.0 ℃。^{1}H NMR(400 MHz, DMSO-d_6, δ, ppm) δ 7.45–7.36(m, 4H), 7.35–7.29(m, 2H), 7.29–7.18(m, 3H), 5.73(s, 2H), 4.40(d, J=5.9 Hz, 2H), 3.49(t, J=6.5 Hz, 2H), 2.88–2.69(m, 2H)。^{13}C NMR(100 MHz, DMSO-d_6, δ, ppm) δ 169.19, 153.38, 148.87, 138.45, 134.74, 132.66, 129.64, 129.62, 128.75, 128.68, 128.23, 126.81, 122.83, 48.53, 43.81, 40.71, 34.47。HR-MS(ESI): Calcd. $C_{20}H_{20}ClN_7S$, $[M+H]^+$ m/z: 426.1268, Found: 426.1266。

化合物17的制备：将对苯二胺(1eq)、中间体3 m(1eq)和三乙胺(1.2eq)溶于无水乙醇中，加热至回流8 h，冷却，浓缩，再溶于乙酸乙酸并用水洗三次，有机相浓缩后过柱(PE : EA=1 : 2)，得白色固体，产率80%，m. p. 203.5–204.1 ℃。^{1}H NMR(400 MHz, DMSO-d_6, δ, ppm) δ 10.56(s, 1H), 7.53–7.30(m, 6H), 6.63–6.53(m, 2H), 5.72(s, 2H), 5.06(s, 2H), 3.05(t, J=7.3 Hz, 2H), 1.77–1.52(m, 2H), 1.02–0.89(m, 3H)。^{13}C NMR(100 MHz, DMSO-d_6, δ, ppm) δ 169.77, 150.77, 149.26, 145.84, 134.64, 132.69, 129.73, 128.65, 123.50, 113.49, 48.61, 32.35, 22.78, 13.29。HR-MS(ESI): Calcd. $C_{20}H_{20}ClN_7S$, $[M+H]^+$ m/z: 426.1268, Found: 426.1266。

化合物18的制备：将甘氨酰胺(1eq)、中间体3c(1eq)和三乙胺(1.2eq)溶于乙腈中，室温搅拌过夜，抽滤即得白色固体，产率77%，m. p. 156.9–157.5 ℃。^{1}H NMR(400 MHz, Chloroform-d, δ, ppm) δ 9.00(t, J=6.0 Hz, 1H), 7.48–7.30(m, 5H), 5.71(s, 2H), 4.02(d, J=6.0 Hz, 2H), 3.05(t, J=7.3 Hz, 2H), 1.73–1.58(m, 2H), 1.01–0.93(m, 3H)。^{13}C NMR(100 MHz, DMSO-d_6, δ, ppm) δ 170.16, 153.36, 134.70, 132.71, 129.71, 128.67, 48.60, 42.91, 32.45, 22.57, 13.27。HR-MS(ESI): Calcd. $C_{16}H_{18}ClN_7OS$, $[M+H]^+$ m/z: 392.1060, Found: 392.1063。

化合物19的制备：将乙二胺(1eq)、中间体3l(1eq)和三乙胺(1.2eq)溶于乙腈中，室温搅拌过夜，抽滤即得白色固体，产率78%，m. p. 138.6–139.7 ℃。^{1}H NMR(400 MHz, DMSO-d_6, δ, ppm) δ 8.61(br, 1H), 7.48–7.37(m, 2H), 7.31(d, J=8.2 Hz, 2H), 5.73(s, 2H), 3.53(t, J=6.5 Hz, 2H), 2.88–2.71(m, 2H), 2.45(d, J=19.5 Hz, 3H)。^{13}C NMR(100 MHz, DMSO-d_6, δ, ppm) δ 166.38, 154.07, 149.17, 134.89, 132.60, 129.47, 128.63, 122.85, 48.31, 43.39, 40.72, 26.19。HR-MS(ESI): Calcd. $C_{14}H_{16}ClN_7$, $[M+H]^+$ m/z: 318.1234, Found: 318.1235.

化合物20的制备：将N-乙酰基乙胺(1eq)、中间体3c(1eq)和三乙胺(1.2eq)溶于乙腈中，室温搅拌过夜，抽滤即得白色固体，产率88%，m. p. 197.8-198.7 ℃。^{1}H NMR(400 MHz, Chloroform-d, δ, ppm) δ 7.41-7.28(m, 4H), 6.63(s, 1H), 5.63(s, 2H), 3.87-3.76(m, 2H), 3.63-3.51(m, 2H), 3.13(t, J=7.3 Hz, 2H), 1.96(s, 2H), 1.85-1.72(m, 1H), 1.06(t, J=7.3 Hz, 3H)。^{13}C NMR(100 MHz, DMSO-d_6, δ, ppm) δ 169.79, 153.24, 149.01, 134.64, 132.70, 129.74, 128.65, 122.80, 48.63, 45.51, 41.08, 40.53, 32.42, 22.53, 13.25, 8.05。HR-MS(ESI): Calcd. $C_{18}H_{22}ClN_7OS$, [M+H]$^+$ m/z: 420.1373, Found: 420.1361。

化合物21的制备：将乙二胺(1eq)、中间体3d(1eq)和三乙胺(1.2eq)溶于乙腈中，室温搅拌过夜，抽滤即得白色固体，产率84%，m. p. 144.5-146.4 ℃。^{1}H NMR(400 MHz, Chloroform-d, δ, ppm) δ 7.50-7.41(m, 2H), 7.29(d, J =8.3 Hz, 2H), 6.91(s, 1H), 5.60(s, 2H), 3.75-3.65(m, 2H), 3.12(t, J =7.3 Hz, 2H), 3.01(t, J =6.0 Hz, 2H), 1.83-1.71(m, 2H), 1.06(t, J=7.4 Hz, 3H)。^{13}C NMR(100 MHz, DMSO-d_6, δ, ppm) δ 169.74, 153.27, 148.97, 135.05, 131.53, 130.01, 122.77, 121.22, 79.23, 79.10, 78.90, 78.57, 48.63, 43.59, 40.59, 32.42, 22.62, 13.28。HR-MS(ESI): Calcd. $C_{16}H_{20}BrN_7S$, [M+H]$^+$ m/z: 422.0763, Found: 422.0761。

化合物22的制备：将乙二胺(1eq)、中间体3f(1eq)和三乙胺(1.2eq)溶于乙腈中，室温搅拌过夜，抽滤即得白色固体，产率78%，m. p. 98.2-99.1 ℃。^{1}H NMR(400 MHz, Chloroform-d, δ, ppm) δ 7.31-7.27(m, 1H), 7.26-7.15(m, 4H), 7.05-6.92(m, 1H), 4.78-4.68(m, 2H), 3.77-3.66(m, 2H), 3.35-3.27(m, 2H), 3.13(t, J=7.3 Hz, 2H), 3.03(t, J=5.9 Hz, 2H), 1.86-1.73(m, 2H), 1.07(t, J=7.4 Hz, 3H)。^{13}C NMR(100 MHz, DMSO-d_6, δ, ppm) δ 169.24, 153.21, 149.01, 137.56, 128.52, 128.30, 126.46, 122.64, 47.15, 43.58, 40.63, 34.48, 32.38, 22.64, 13.33. HR-MS(ESI): Calcd. $C_{17}H_{23}BrN_7S$, [M+H]$^+$ m/z: 358.1814, Found: 358.1813。

化合物23的制备：将乙二胺(1eq)、中间体3j(1eq)和三乙胺(1.2eq)溶于乙腈中，室温搅拌过夜，抽滤即得白色固体，产率69%，m. p. 105.7-106.5 ℃。^{1}H NMR(400 MHz, Chloroform-d, δ, ppm) δ 8.10(s, 1H), 7.67(d, J=7.8 Hz, 1H), 7.35(d, J=8.0 Hz, 1H), 7.23-7.10(m, 2H), 7.02-6.91(m, 2H), 4.80(t, J=7.5 Hz, 2H), 3.77-3.63(m, 2H), 3.45(t, J =7.5 Hz, 2H), 3.14-2.96(m, 4H), 1.84-1.72(m, 2H), 1.05(t, J=7.4 Hz, 3H)。^{13}C NMR(100 MHz, DMSO-d_6, δ, ppm) δ 169.22, 153.26, 149.00,

136.15,126.87,123.04,122.72,120.98,118.32,117.85,111.44,109.87,46.69,43.45,40.57,32.34,24.87,22.55,13.33。HR-MS(ESI):Calcd. $C_{19}H_{24}BrN_8S$,$[M+H]^+$ m/z:397.1923,Found:397.1922。

化合物 24 的制备:将乙二胺(1eq)、中间体 3 h(1eq)和三乙胺(1.2eq)溶于乙腈中,室温搅拌过夜,抽滤即得白色固体,产率 75%,m. p. 91.1-92.5 ℃。^{1}H NMR(400 MHz,DMSO-d_6,δ,ppm) δ 4.59(t,J=5.6 Hz,2H),4.10-3.97(m,2H),3.70-3.61(m,2H),3.11(t,J=7.4 Hz,2H),2.97(t,J=6.0 Hz,2H),1.83-1.69(m,2H),1.09-0.98(m,3H)。^{13}C NMR(100 MHz,DMSO-d_6,δ,ppm) δ 169.05,153.28,149.38,122.76,58.77,48.96,43.72,40.74,32.41,22.61,13.27。HR-MS(ESI):Calcd. $C_{11}H_{19}N_7OS$,$[M+H]^+$ m/z:298.1450,Found:298.1452。

化合物 25 的制备:将乙二胺(1eq)、中间体 3b(1eq)和三乙胺(1.2eq)溶于乙腈中,室温搅拌过夜,抽滤即得白色固体,产率 81%,m. p. 104.9-105.9 ℃。^{1}H NMR(400 MHz,Chloroform-d,δ,ppm) δ 7.43-7.38(m,1H),7.26-7.01(m,3H),5.81(s,2H),3.80-3.63(m,2H),3.11(t,J=7.3 Hz,2H),3.02(t,J=5.9 Hz,2H),1.80-1.68(m,2H),1.03(t,J=7.3 Hz,3H)。^{13}C NMR(100 MHz,DMSO-d_6,δ,ppm) δ 169.69,153.28,149.13,132.77,132.42,130.48,129.97,129.49,127.45,122.60,47.03,43.53,40.55,32.36,22.60,13.26. HR-MS(ESI):Calcd. $C_{16}H_{20}ClN_7S$,$[M+H]^+$ m/z:378.1268,Found:378.1269。

化合物 26 的制备:将乙二胺(1eq)、中间体 3i(1eq)和三乙胺(1.2eq)溶于乙腈中,室温搅拌过夜,抽滤即得白色固体,产率 86%,m. p. 100.2-101.8 ℃。^{1}H NMR(400 MHz,Chloroform-d,δ,ppm) δ 7.09(s,1H),5.33(s,1H),4.69-4.56(m,2H),3.80-3.62(m,4H),3.14(t,J=7.2 Hz,2H),3.04(t,J=5.9 Hz,2H),1.85-1.73(m,2H),1.41(s,8H),1.06(t,J=7.4 Hz,3H)。^{13}C NMR(100 MHz,DMSO-d_6,δ,ppm) δ 169.07,155.38,153.25,149.43,122.71,77.70,46.17,43.38,40.60,32.42,28.01,22.61,13.28。HR-MS(ESI):Calcd. $C_{16}H_{28}N_8O_2S$,$[M+H]^+$ m/z:397.2134,Found:397.2135。

化合物 27 的制备:将乙二胺(1eq)、中间体 3 g(1eq)和三乙胺(1.2eq)溶于乙腈中,室温搅拌过夜,抽滤即得白色固体,产率 84%,m. p. 96.8-98.3 ℃。^{1}H NMR(400 MHz,Chloroform-d,δ,ppm) δ 7.32-7.26(m,2H),7.22-7.15(m,3H),4.52(t,J=7.0 Hz,2H),3.81-3.66(m,2H),3.14(t,J=7.2 Hz,2H),3.05(t,J=5.9 Hz,2H),2.67(t,J=7.6 Hz,2H),2.39-

2.27(m,2H),1.85-1.73(m,2H),1.05(t,J=7.4 Hz,3H)。^{13}C NMR(100 MHz,DMSO-d_6,δ,ppm) δ 169.23,153.30,149.04,140.64,128.24,125.87,122.77,45.50,43.67,40.70,32.38,31.96,30.22,22.62,13.28。HR-MS(ESI):Calcd. $C_{18}H_{25}N_7S$,$[M+H]^+$ m/z:372.1970,Found:372.1972。

化合物28的制备:将乙二胺(1eq)、中间体3e(1eq)和三乙胺(1.2eq)溶于乙腈中,室温搅拌过夜,抽滤即得白色固体,产率75%,m.p.194.9-195.8 ℃。^{1}H NMR(400 MHz,DMSO-d_6,δ,ppm) δ 7.25-7.15(m,2H),6.77-6.68(m,2H),5.53(s,2H),3.47(t,J=6.5 Hz,2H),3.15-3.04(m,2H),2.83-2.72(m,2H),1.78-1.64(m,2H),1.00(t,J=7.3 Hz,3H)。^{13}C NMR(100 MHz,DMSO-d_6,δ,ppm) δ 169.47,157.24,153.29,148.77,129.49,125.90,122.77,115.30,49.09,43.62,40.63,32.41,22.68,13.31。HR-MS(ESI):Calcd. $C_{16}H_{21}N_7OS$,$[M+H]^+$ m/z:360.1607,Found:360.1609。

化合物29的制备:将乙二胺(1eq)、中间体3c(1eq)和三乙胺(1.2eq)溶于乙腈中,室温搅拌过夜,抽滤即得白色固体,产率83%,m.p.140.0-141.3 ℃。^{1}H NMR(400 MHz,Chloroform-d,δ,ppm) δ 7.41-7.27(m,4H),6.94(s,1H),5.62(s,2H),3.76-3.62(m,2H),3.13(t,J=7.3 Hz,2H),3.02(t,J=5.9 Hz,2H),1.78(h,J=7.3 Hz,2H),1.06(t,J=7.3 Hz,3H)。^{13}C NMR(100 MHz,Chloroform-d,δ,ppm) δ 171.23,153.73,149.39,134.35,133.51,129.84,128.95,123.36,49.48,43.32,41.08,33.30,22.92,13.62。HR-MS(ESI):Calcd. $C_{16}H_{20}ClN_7S$,$[M+H]^+$ m/z:378.1268,Found:378.1267。

化合物30的制备:将苯胺(1eq)、中间体3a(1eq)和三乙胺(1.2eq)溶于无水乙醇中,加热回流12 h。将反应液浓缩后溶于乙酸乙酯,然后用水洗三次,有机相浓缩后过柱(PE:EA=3:1),得白色油状物。^{1}H NMR(400 MHz,$CDCl_3$) δ 8.08(br,1H),7.79(m,2H),7.31-7.46(m,7H),7.17(m,1H),5.70(s,2H),3.17(t,J=7.2 Hz,2H),1.80(m,2H),1.07(t,J=7.4 Hz,1H).^{13}C NMR(101 MHz,DMSO-d_6) δ 169.74,151.07,149.49,138.20,135.58,128.69,128.48,128.04,127.92,124.13,122.89,121.84,49.49,32.40,22.64,13.28。$C_{20}H_{20}N_6S$。

化合物31的制备:将3,4,5-三甲氧基苯胺(1eq)、中间体3a(1eq)和三乙胺(1.2eq)溶于无水乙醇中,加热回流12 h。将反应液浓缩后溶于乙酸乙酯,然后用水洗三次,有机相浓缩后过柱(PE:EA=2:1),得白色蜡状固体。^{1}H NMR(400 MHz,$CDCl_3$) δ 8.03(s,1H),7.45(m,2H),7.34(m,3H),7.14(s,2H),5.70(s,2H),3.91(s,6H),3.85(s,3H),3.17(t,J =7.2,2H),1.77(m,2H),1.06(t, J =7.4 Hz,3H)。^{13}C NMR(101 MHz,DMSO-d_6) δ 169.69,152.47,135.49,134.30,134.11,128.63,128.01,127.95,122.88,99.64,60.06,55.71,49.55,32.32,22.28,13.19. $C_{23}H_{26}N_6O_3S$

化合物 32 的制备:将对氯苯胺(1eq)、中间体 3a(1eq)和三乙胺(1.2eq)溶于无水乙醇中,加热回流 12 h。将反应液浓缩后溶于乙酸乙酯,然后用水洗三次,有机相浓缩后过柱(PE : EA = 3 : 1),得白色蜡状固体。^{1}H NMR(400 MHz,$CDCl_3$) δ 8.12(br,1H),7.75(m,2H),7.44(m,2H),7.31-7.37(m,5H),5.70(s,2H),3.16(t,J=7.2 Hz,2H),1.75-1.84(m,2H),1.07(t,J=7.4 Hz,3H)。^{13}C NMR(101 MHz,DMSO-d_6) δ 169.74,150.92,149.49,137.23,135.52,128.69,128.39,128.05,127.94,123.26,122.89,49.54,32.43,22.50,13.27。 $C_{19}H_{19}N_6S$。

化合物 33 的制备:将 N-Cbz 哌嗪(1eq)、中间体 3a(1eq)和三乙胺(1.2eq)溶于乙腈中,室温搅拌过夜,抽滤即得白色固体,产率 80%。^{1}H NMR(400 MHz,$CDCl_3$) δ 7.42(m,2H),7.36(m,4H),7.34(m,4H),5.65(s,2H),5.18(s,2H),4.61(s,2H),4.03(m,2H),3.66(m,4H),3.12(d,J=7.2 Hz,2H),1.77(m,2H),1.05(t,J=7.4 Hz,3H)。^{13}C NMR(101 MHz,$CDCl_3$) δ 170.04,155.10,152.51,150.80,136.36,135.02,128.69,128.51,128.40,128.26,128.13,127.96,123.59,67.43,50.11,33.15,22.86,13.59。$C_{26}H_{29}N_7O_2S$。

化合物 34 的制备:将甲氧基乙胺(1eq)、中间体 3a(1eq)和三乙胺(1.2eq)溶于乙腈中,室温搅拌过夜,抽滤即得白色固体,产率 80%。^{1}H NMR(400 MHz,$CDCl_3$) δ 7.42(m,2H),7.29-7.35(m,3H),5.66(s,2H),3.84(m,2H),3.60(t, J=5.1 Hz,2H),3.39(s,3H),3.14(t,J=7.4 Hz,2H),1.78(m,2H),1.06(t,J=7.4 Hz,3H)。^{13}C NMR(101 MHz,DMSO-d_6) δ 169.64,153.21,149.03,135.69,128.64,127.97,127.83,122.72,69.73,57.85,49.34,32.41,22.67,13.28。 $C_{17}H_{22}N_6OS$。

化合物 35 的制备:将对 2-萘胺(1eq)、中间体 3a(1eq)和三乙胺(1.2eq)溶于无水乙醇中,加热回流 8 h。将反应液浓缩后溶于乙酸乙酯,然后用水洗三次,有机相浓缩后过柱(PE : EA = 3 : 1)得白色固体,产率 78%。^{1}H NMR(400 MHz,$CDCl_3$) δ 8.25(s,1H),8.03(m,2H),7.92(m,1H),7.80(m,1H),7.58(m,3H),7.46(m,2H),7.34(m,3H),5.71(s,2H),2.94(t,J=7.4 Hz,2H),0.87(t,J=7.3 Hz,3H)。^{13}C NMR(101 MHz,

DMSO-d_6) δ 169.64, 153.36, 149.87, 135.64, 133.85, 133.46, 129.75, 128.67, 128.06, 128.01, 127.94, 127.02, 126.12, 126.09, 125.52, 124.60, 123.28, 122.68, 49.43, 32.27, 22.57, 13.05。$C_{24}H_{22}N_6S$。

化合物36的制备：将N-乙磺酰基乙胺(1eq)、中间体3c(1eq)和三乙胺(1.2eq)溶于乙腈中，室温搅拌过夜，抽滤即得白色固体，产率76%。^{1}H NMR (400 MHz, Chloroform-d) δ 7.37 (d, J=8.5 Hz, 2H), 7.33–7.27 (m, 2H), 5.62 (s, 2H), 3.91–3.82 (m, 2H), 3.52–3.43 (m, 2H), 3.13 (t, J=7.3 Hz, 2H), 3.04 (q, J=7.4 Hz, 2H), 1.83–1.72 (m, 2H), 1.32 (t, J=7.4 Hz, 3H), 1.07 (t, J=7.4 Hz, 3H)。^{13}C NMR (101 MHz, DMSO-d_6) δ 169.74, 169.39, 153.28, 149.00, 134.68, 132.69, 129.75, 128.65, 122.78, 48.60, 37.86, 32.39, 22.59, 13.25。$C_{18}H_{24}ClN_7O_2S_2$。

第六节　USP28抑制剂抑制USP28活性的评价及构效关系讨论

基于我们课题组已经报道的嘧啶并三氮唑衍生物[95-98]，经过不同取代基修饰，对新合成的33个化合物进行USP28酶抑制活性测定，除去4个具有荧光干扰的化合物。待测化合物设置8个不同浓度梯度的浓度，每个浓度平行测试3次，活性结果见表2-9，具有荧光化合物的结构见表2-10。

表2-9　化合物对USP28酶活性结果(IC_{50})

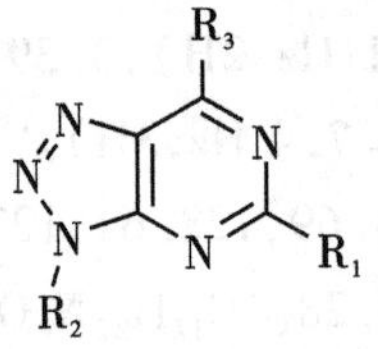

化合物编号	R_1	R_2	R_3	IC_{50}/(μmol/L)
4	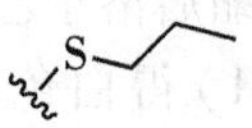	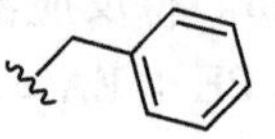	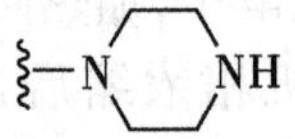	10.17±1.3

续表 2-9

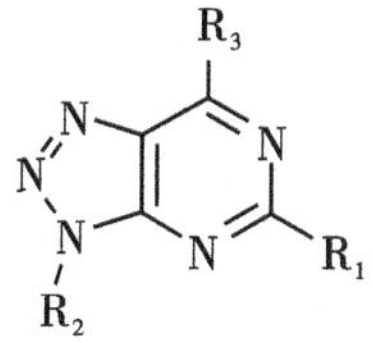

化合物编号	R_1	R_2	R_3	IC_{50}/(μmol/L)
5	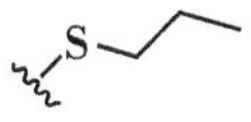	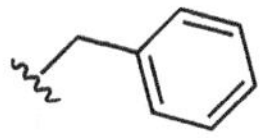	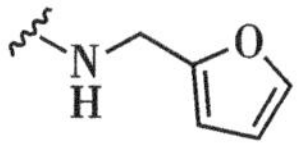	14.20±0.19
6	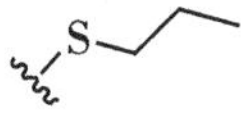	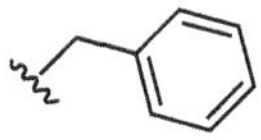	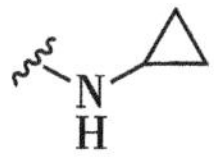	>100
7	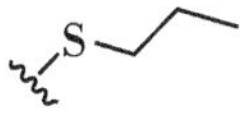	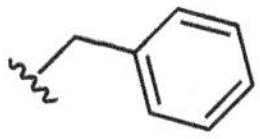	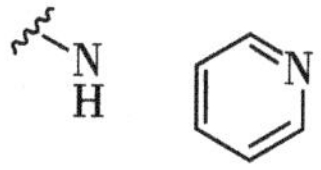	20.50±1.45
8	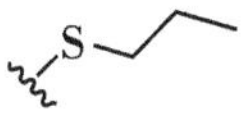	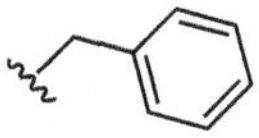	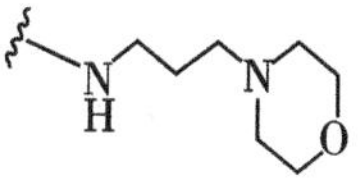	>100
9	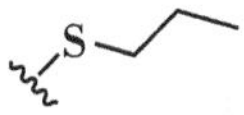	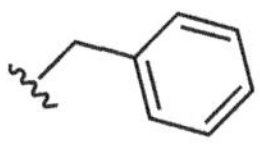	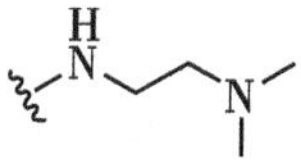	>100
10	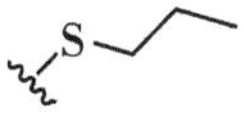	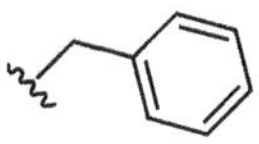	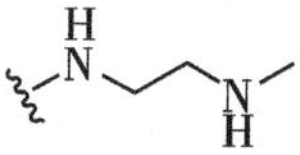	8.55±0.87
11	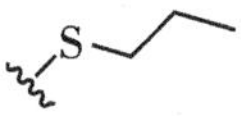	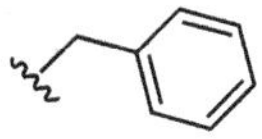	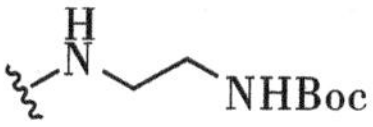	>100
12	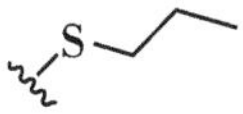	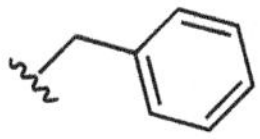	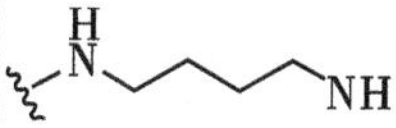	12.33±0.23
13	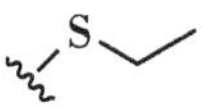	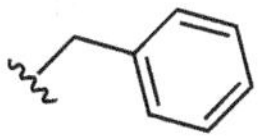	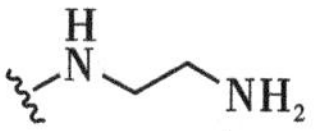	4.34±0.30
14	—H	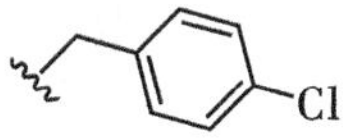	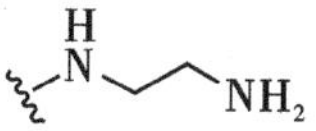	12.26±0.27
15	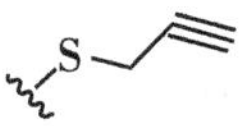	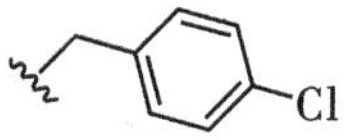	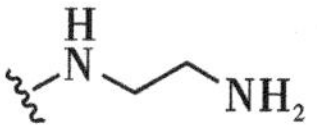	14.46±0.19
16	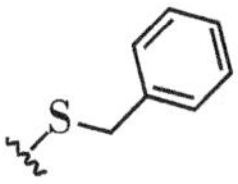	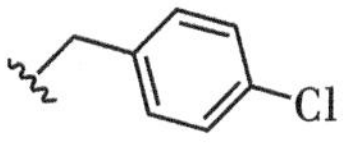	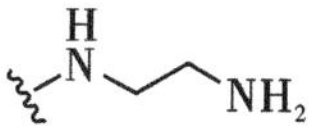	23.26±0.59

续表2-9

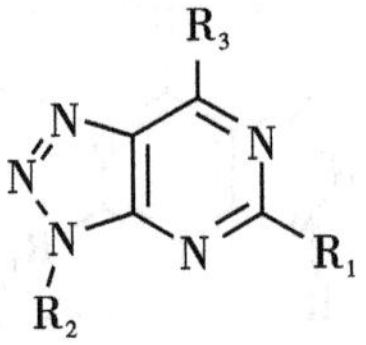

化合物编号	R_1	R_2	R_3	IC_{50}/(μmol/L)
17	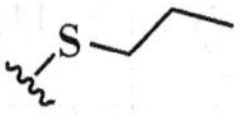	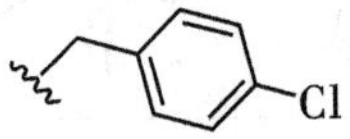	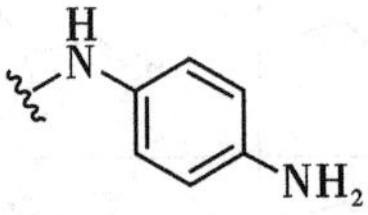	>100
18	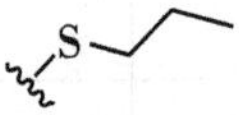	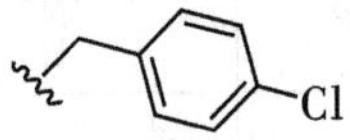	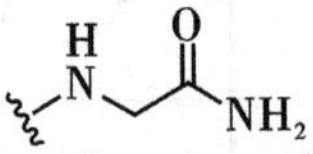	>100
19	$-CH_3$	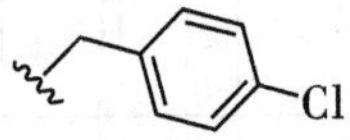	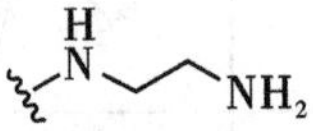	34.38±1.27
20	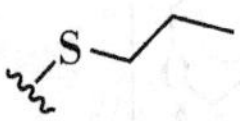	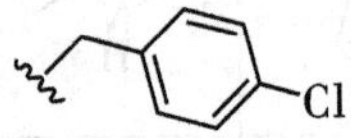	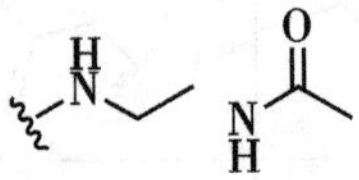	>100
21	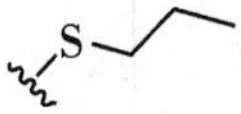	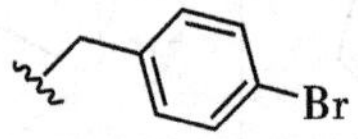	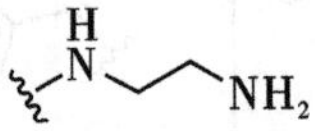	6.00±0.05
22	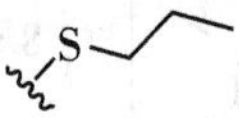	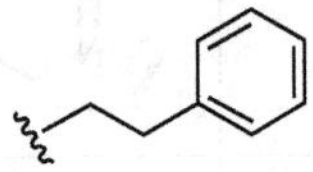	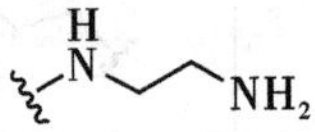	>100
23	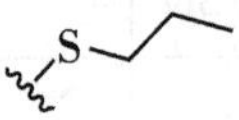	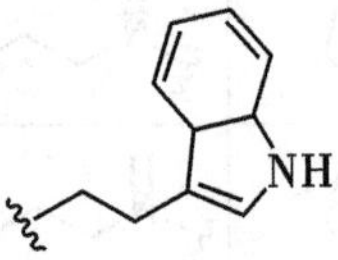	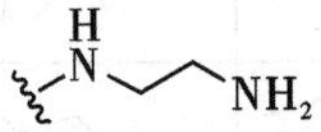	24.82±0.58
24	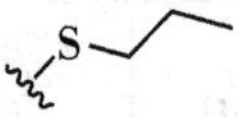	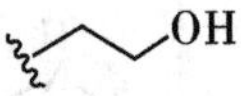	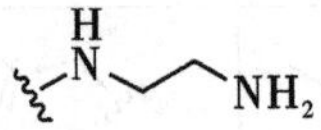	>100
25	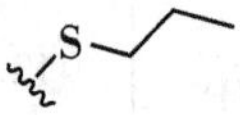	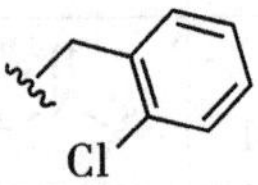	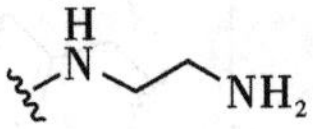	13.21±0.03
26	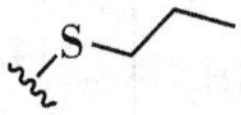	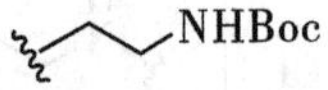	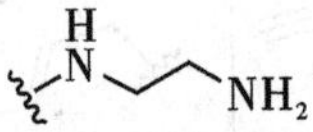	>100
27	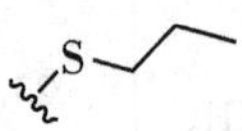	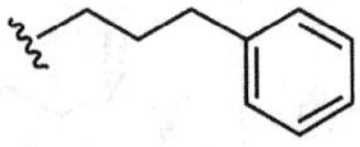	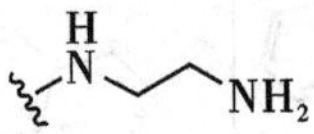	27.56±2.20

续表 2-9

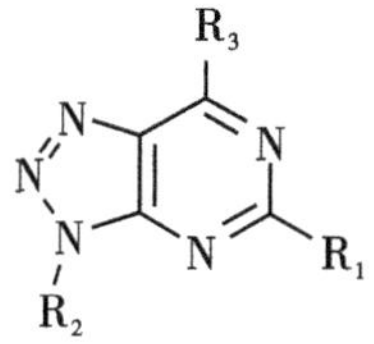

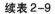

化合物编号	R_1	R_2	R_3	IC_{50}/(μmol/L)
28	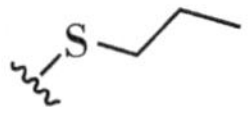	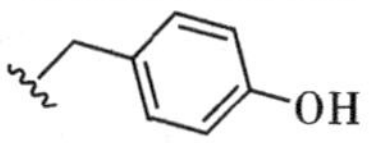	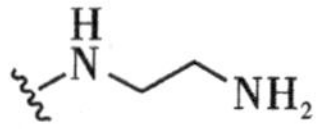	28.67±1.36
29	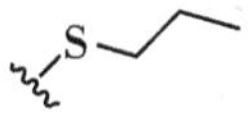	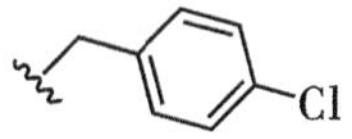	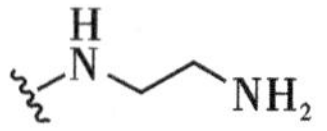	1.1±0.02
33	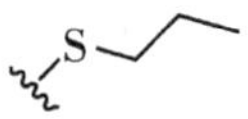	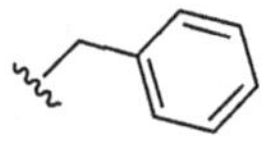	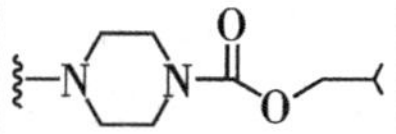	>100
34	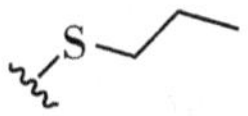	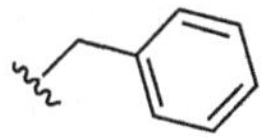	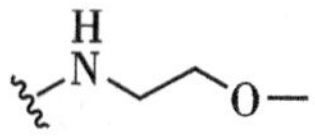	>100
36	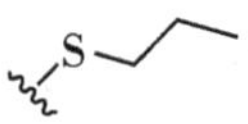	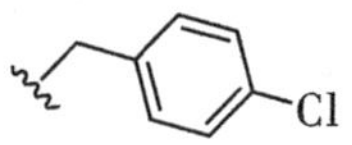	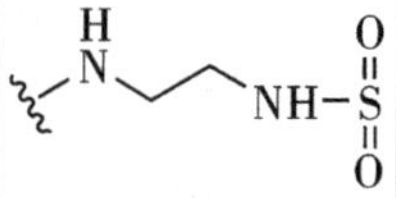	>100

表 2-10　具有荧光的化合物结构

化合物	结构
30	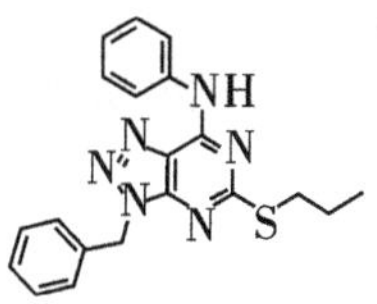
31	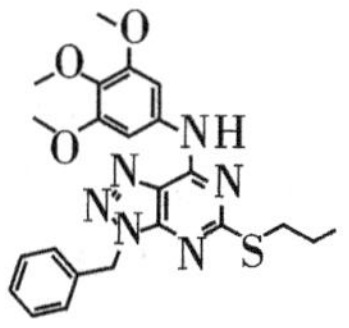
32	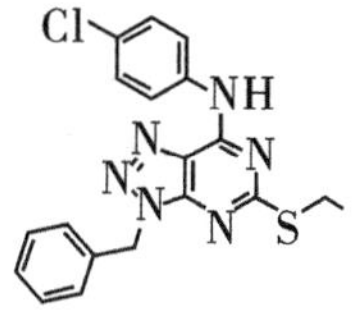

续表 2-10

化合物	结构
35	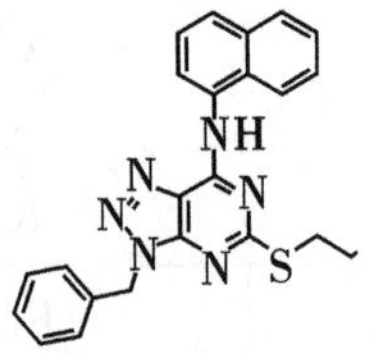

由表中数据可以看出，R_3基团的结构特征对 USP28 活性的抑制有着显著影响，当 R_3为脂肪胺时，末端的氨基上的活泼氢有利于化合物与 USP28 的抑制作用，如化合物 10、12 和 13 的 IC_{50}在 10 μmol/L 左右，而当氨基上的活泼氢被甲基或叔丁氧羰基取代时(9 和 11)，活性完全消失，IC_{50}>100 μmol/L。当 R_3为呋喃和吡啶末端时(5 和 7)，化合物对 USP28 具有较好的活性。而 R_1和 R_2的结构则对活性影响较 R_3小，当我们引入具有不同结构特征的取代基时，除少数化合物如 17、20、24 和 26 的抑制活性完全消失外，其他的化合物对 USP28 的抑制活性并没有明显的改善。其中，活性最好的化合物 29，对 USP28 的抑制活性 IC_{50}达(1.10±0.02)μmol/L，而阳性化合物 AZ1 的 IC_{50}是(11.88±0.24)μmol/L，我们所测得化合物 29 酶活性明显优于阳性化合物 AZ1。而另 4 个化合物则由于荧光干扰暂无法进行活性评价。

基于之前报道的 LSD1 抑制剂和共晶结构，我们提出了“2+1”模型来开发新的 LSD1 抑制剂，含胺基团的杂环是一类针对 LSD1 的新型骨架。基于该模型，我们成功设计了符合该模型的不同类型的 LSD1 抑制剂。考虑到筛选得到的化合物也带有胺基的杂环骨架，我们评估了化合物 29 对 LSD1 的抑制活性，但发现化合物 29 对蛋白 LSD1 无抑制活性。

小 结

本章利用生物基因工程的方法，利用工程菌大肠杆菌，成功建立原核表达载体，并纯化得到重组蛋白 USP28，建立了基于荧光检测 USP28 抑制剂筛选模型。初步筛选到抑制 USP28 活性的目标化合物 14 以后，围绕此化合物设计合成系列化合物 33 个，其中 4 个具有荧光干扰，评价了 29 个化合物抑制 USP28 酶活性的作用，并对测定的 29 个化合物进行构效关系分析。其中有多个化合物具有较好 USP28 抑制活性，其中活性最好的化合物 29 的 IC_{50}为(1.10±0.02)μmol/L。以上研究结果，为探索具有更好酶活性、结合力强的新型 USP28 抑制剂，研发以泛素-蛋白酶体通路为靶点的新型抗肿瘤药物具有重要意义。

第三章 新型 USP28 抑制剂对重组蛋白水平酶活性及其机制研究

酶抑制剂是指酶在不变性情况，当酶失活时，由于酶必须基团或者活性中心发生化学性质改变，从而使酶的活性改变，包括降低或者丧失，产生这种抑制作用的物质我们称作酶的抑制剂。经过大量初步筛选，得到具有潜在活性的 USP28 目标化合物，进而设计、合成一系列新的化合物，并进行 USP28 重组酶水平活性评价，发现一部分化合物对 USP28 具有较好的酶抑制活性，其中化合物 29 对 USP28 IC_{50} 为(1.10±0.02)μmol/L。利用生物膜层干涉技术(biolayer interferometry technology, BLI)和等温滴定量热法(isothermal titration calorimetry, ITC)实验方法，探索小分子抑制剂对 USP28 结合方式以及抑制类型，为阐明药物作用机制和设计研发新药提供指导。

第一节 新型 USP28 抑制剂对重组蛋白 USP28 酶活性的研究

一、新型化合物对 USP28 抑制活性评价

新型化合物对 USP28 抑制活性评价实验方法：①在 96 半孔黑版中每孔加入 10 μL 已经稀释好的 USP28 蛋白溶液，空白孔加 10 μL Tris 反应液。②每孔加 12.5 μL 待测化合物溶液，空白孔及 100% 对照孔加 12.5 μL 相同浓度的 DMSO 稀释液。③避光，每孔快速加入 15 μL Ub-AMC 底物溶液，牛皮纸遮盖。④室温摇床孵育 5 min。⑤酶标仪荧光模式检测信号强度，GraphPad Prism 6.0 软件计算 IC_{50}，即化合物对 USP28 酶活性的抑制作用。

二、实验结果

检测部分化合物对 USP28 酶活性的抑制作用，活性评价结果见表 3-1。从表 3-1 中可得出结论，化合物 29 对 USP28 抑制作用最强，而与结构类似化合物 24 相比，化合物 24 对 USP28 基本没有酶抑制活性，因此作为后期实验的阴性对照；化合物 13、14 对 USP28 酶活性抑制作用较弱。这些发现说明化合物 29 对蛋白 USP28 具有高选择性（图 3-1）。

表 3-1　化合物 29、13、14、24 对 USP28 酶活性抑制结果

项目	化合物			
	29	13	14	24
结构	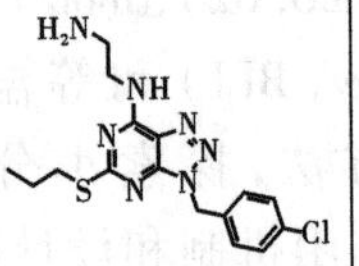	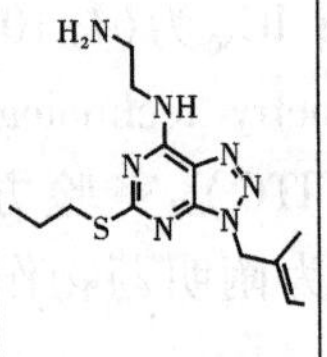	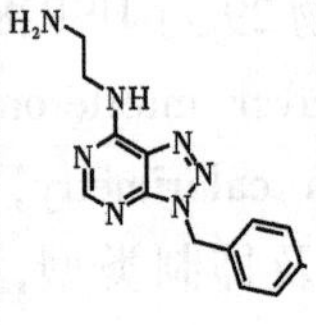	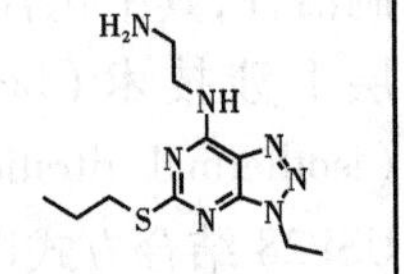
IC_{50}/（μmol/L）	1.10±0.02	4.34±0.30	12.26±0.27	>100

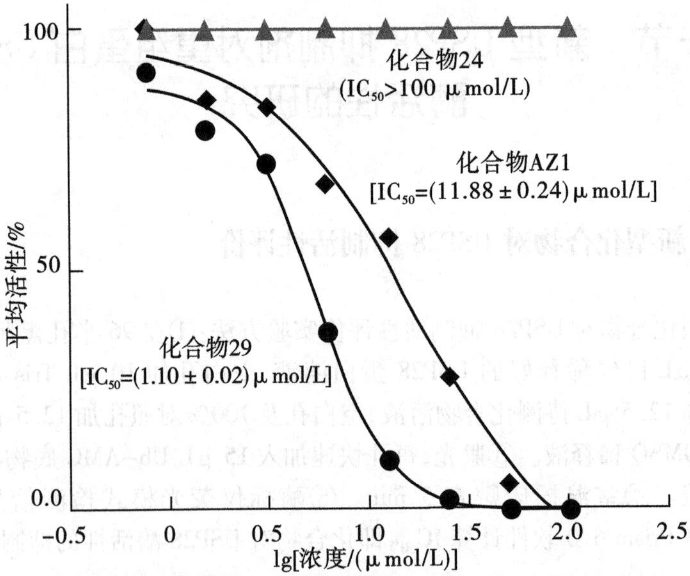

图 3-1　化合物 29、24、AZ1 对 USP28 酶抑制活性曲线

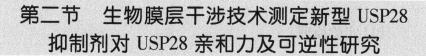

第二节　生物膜层干涉技术测定新型 USP28 抑制剂对 USP28 亲和力及可逆性研究

一、实验材料

（一）主要实验仪器设备

BLI OctetRED96(FortéBio)(美谷分子仪器上海有限公司)

（二）主要试剂耗材

1. EZ-LinkNHS-LC-LC-biotin(Cat. no. 21343)(美国 ThermoFisher 公司)

2. Slide-A-Lyzer™ G_2 Dialysis Cassette(cat. no. 87734)(美国 Thermo Fisher 公司)

（三）主要溶液配制

1. 配制 10 mmol/L PBS 和 0.3 M NaCl 溶液溶液：精确称取氯化钠(NaCl)8.77 g，称取十二水磷酸氢二钠($Na_2HPO_4 \cdot 12H_2O$)1.79 g，称取磷酸二氢钠($NaH_2PO_4 \cdot 2H_2O$)0.78 g，全部倒入 1 000 mL 锥形瓶中，加入 400 mL 去离子水，磁力搅拌器搅拌至完全溶解，加水补足 500 mL，用 0.22 μm 滤头过滤，备用。

2. 配制 25 mmol/L Tris pH=7.5 和 0.15 M NaCl 溶液：称取 Tris 0.3 g，NaCl 0.876 g 置于 250 ml 烧杯中，加入 99 mL 去离子水搅拌至完全溶解，调节 pH 至 7.5，去离子水定容至 100 mL，用 0.22 μm 滤头过滤，于 4 ℃冷室保存，备用。

3. 配制 25 mmol/L Tris pH=7.5 和 0.15 M NaCl(2 mmol/L TCEP，2% DMSO)溶液：称取 Tris 0.3 g，NaCl 0.876 g 置于 250 mL 烧杯中，99 mL 去离子水搅拌至完全溶解，调节 pH 至 7.5，去离子水定容至 100 mL，用0.22 μm 滤头过滤，于 4 ℃冷室保存，备用，每次使用前加入配好浓度的 TCEP 使终浓度为 2 mmol/L，加 0.05% DMSO。

4. 配制生物素标记试剂 EZ-LinkNHS-LC-LC-biotin 溶液：称取 1 mg，加入 0.12 mL 的 DMSO 配置成 10 mmol/L 母液。

二、BLI 实验原理

生物膜干涉原理：生物传感器尖端平面有光学层和生物膜层，可见光光源从光纤穿过在光学层和生物膜层分别形成两个反射光后产生干涉光谱。将蛋白标记生物素或者带组氨酸标签，结合链霉亲和素或者带 Ni^{2+} 对应的生物传感器（SA，SSA，Ni^{2+}）上，传感器表面生物膜层厚度发生变化，引起干涉光谱相位移动。若有小分子化合物和蛋白发生相互作用，生物膜的厚度发生变化，干涉光谱的相位移动也发生变化。最终通过时间与干涉光谱位移变化的实时曲线来反映分子间的相互作用。链霉亲和素与生物素之间的相互作用是目前已知强度最高的非共价作用，并且二者的结合稳定性好，专一性强，不受试剂浓度、pH 环境，抑或蛋白变性剂等有机溶剂影响。链霉亲和素与生物素快速、稳定和不可逆非共价的结合被广泛应用于研究生物分子间的相互作用。因此，本课题选择氨基偶联方法（图 3-2），即生物素标记蛋白以及 SSA 生物传感器来进行实验。

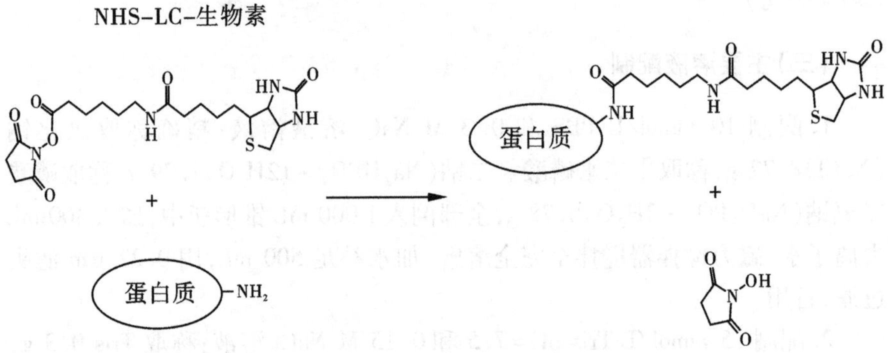

图 3-2　氨基偶联生物素化试剂反应示意

三、实验方法

（一）实验步骤

1. 准备生物素化试剂：将 EZ-LinkNHS-LC-LC-biotin 配制成浓度为

10 mmol/L 的母液。

2. 生物素化比例的选择：使用偶联生物素和蛋白的摩尔比（MCR）为 1∶1；假如蛋白浓度小于 0.5 mg/mL 或分子量大于 100 kDa 时，采用生物素和蛋白的摩尔比为 3∶1（MCR=3）的比例。

3. 生物素化试剂使用量的计算：所需 10 mmol/L 生物素化试剂的体积（μL）= 蛋白浓度（mg/mL）蛋白分子量（kDa）×MCR× 蛋白体积（μL）×0.1。

4. 生物素化试剂所需体积根据样品反应的 MCR 以及样品体积进行计算：1 mL 浓度为 1 mg/mL 的 IgG（150 kDa）采用 MCR 为 1∶1 比例所需生物素的体积=（1 mg/mL ÷150 kDa）×1×1 000 μL×0.1=0.67 μL；0.1 mL 浓度为 0.5 mg/mL 的蛋白（50 kDa）采用 MCR 为 5∶1 比例所需生物素的体积=（0.5 mg/mL ÷50 kDa）×5×100 μL×0.1=0.50 μL。

5. 将计算好体积的蛋白与生物素化试剂混合均匀。

6. 室温反应 30 min。

7. 采用透析装置 Slide-A-Lyzer™ G_2 Dialysis Cassette 去除游离的生物素：使用透析比例大于 1∶1 000 的比例将生物素化后的蛋白样品透析至 PBS 中，将样品放置于搅拌器中温和的搅拌（4 ℃），3 h 后更换一次透析缓冲液 PBS，重复 3 次。

8. 利用 FortéBio 软件分析数据。

（二）生物素化蛋白的检测

1. 用 A280 法检测浓度。

2. 将蛋白质用 PBST（PBS+0.02% Tween）缓冲液进行稀释，到 5～10 μg/mL。

3. 用一根 SA 传感器进行固化测试。

4. 评价蛋白生物素标记的质量：①蛋白分子量>10 kDa，饱和信号>1 nm。②蛋白分子量为 2～10 kDa，饱和信号 >0.4 nm。③蛋白分子量<2 kDa，蛋白饱和信号 >0.2 nm。

四、实验结果

（一）生物素化蛋白的检测

将 SSA 传感器预湿 10 min 以上，平衡（baseline）60 s，上样（loading）180～1 300 s，平衡（baseline）60 s（图 3-3）。

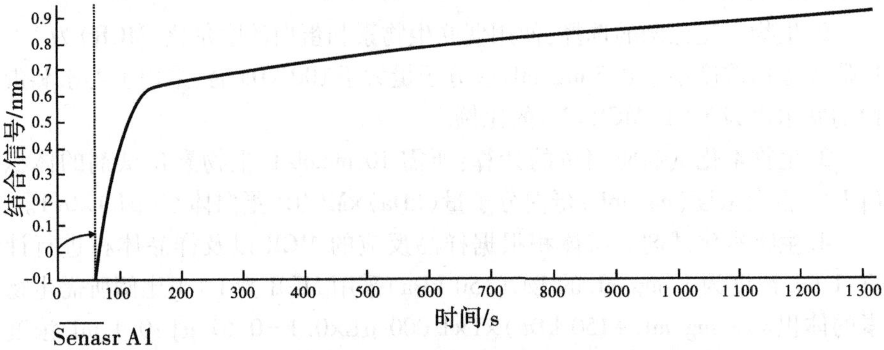

图 3-3 生物素化标记 USP28 蛋白 SSA 传感器固化结果

(二)新型化合物和 USP28 的相互作用

平衡解离常数 K_d 反映小分子和蛋白结合力大小，从实验结果得出，化合物 13 和 14 对 USP28 亲和力较高，相互作用较强（K_d = 90 nmol/L，K_d = 330 nmol/L）（表 3-2，图 3-4A、B），化合物 29 对 USP28 亲和力最高，相互作用最强（K_d = 40 nmol/L）（表 3-2，图 3-4C），而 24 作为阴性对照，整个实验过程信号值没有变化，说明没有和 USP28 发生相互作用（表 3-2）。化合物 13、14 和 29 与 USP28 都是快速相结合，随着时间增加，逐渐达到平衡，然后快速解离下来，即是快速结合快速解离的动力学结合特点，且对 USP28 都是可逆结合的作用方式。说明这些小分子化合物与 USP28 发生可逆性结合，从而抑制 USP28 去泛素活性。

表 3-2 化合物 13、14、24、29 对 USP28 亲和力测试结果

项目	化合物			
	13	14	24	29
USP28 ITCK_d/μmol	0.19（n=2）	0.21（n=2）	>100（n=2）	0.05（n=2）
USP28 BLIK_d/μmol	0.09（n=3）	0.33（n=3）	>100（n=2）	0.04（n=3）
Molecular Weight /（g/mol）	343.4	303.1	297.4	377.12

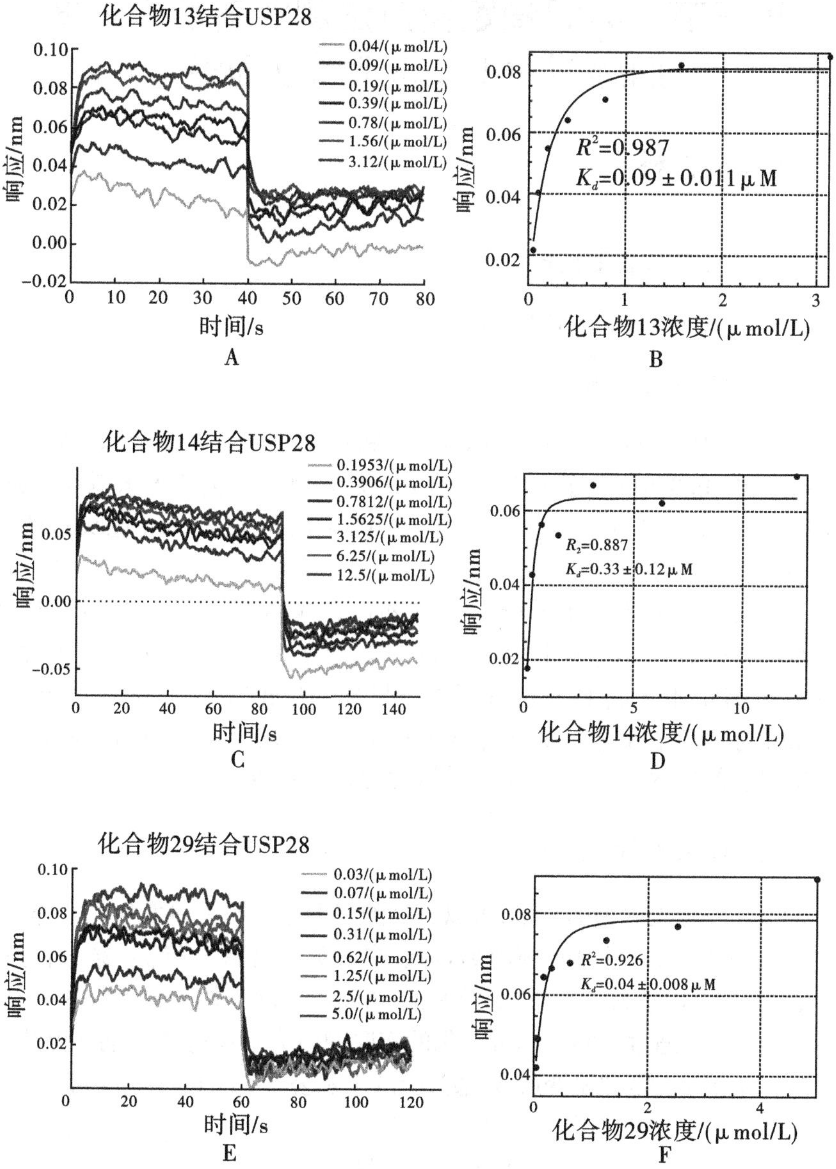

A、B. LI 技术检测化合物 13 对 USP28 亲和力曲线；C、D. BLI 技术检测化合物 14 对 USP28 亲和力曲线；E、F. BLI 技术检测化合物 29 对 USP28 亲和力曲线

图 3-4 化合物 13、14 结合 USP28

第三节　等温滴定量热法测定新型 USP28 抑制剂对 USP28 亲和力研究

一、实验材料

(一)主要实验仪器设备

Affinity Auto ITC(美国 TA 仪器)。

(二)主要溶液配制

1. 配制 25 mmol/L Hepes pH=7.5 和 0.15 M NaCl 溶液:称取 Hepes 1.48 g、NaCl 0.876 g 置于 250 ml 烧杯中,加入 99 mL 去离子水搅拌至完全溶解,调节 pH 至 7.5,去离子水定容至 100 mL,用 0.22 μm 滤头过滤,于 4 ℃冷室保存,备用。

2. 配制 25 mmol/L Hepes pH=7.5 和 0.15 M NaCl(2 mmol/L TCEP,2% DMSO)溶液:称取 Hepes 1.48 g、NaCl 0.876 g 置于 250 ml 烧杯中,加入 99 mL 去离子水至搅拌至完全溶解,调节 pH 至 7.5,去离子水定容至 100 mL,用 0.22 μm 滤头过滤,于 4 ℃冷室保存,备用,每次使用前加入配好浓度的 TCEP 使终浓度为 2 mmol/L,加 0.05% DMSO。

二、ITC 实验原理

ITC 是一种无标记的技术,可以直接测量配体与靶蛋白发生相互作用的结合热量的变化,来计算平衡解离常数,参数如结合常数(K_d)、结合位点数(n)、吉布斯自由能(ΔG)、焓(ΔH)和熵(ΔS)等反映配体与靶蛋白相互结合作用大小,最终通过时间与热量变化的实时曲线来反映分子间的相互作用。反应的自由能(ΔG)和熵变(ΔS)通过公式 1 和公式 2 可以计算得到。

$$\Delta G = -RT\ln K \qquad \text{(公式 1)}$$

$$\Delta S = (\Delta H - \Delta G)/T \qquad \text{(公式 2)}$$

三、实验方法

1. 先准备蛋白,用新鲜配制的 ITC 反应溶液(25 mmol/L HEPES pH=7.5,150 mmol/L NaCl,2 mmol/L TCEP)把蛋白 USP28 稀释到终浓度为

10 μmol/L 的被滴定液。

2. 准备配体，即化合物29、13和14，用新鲜配制的ITC反应溶液（25 mmol/L HEPES pH＝7.5，150 mmol/L NaCl，2 mmol/L TCEP，2% DMSO）稀释化合物到终浓度为100 μmol/L的滴定液。

3. 将配体和蛋白，在温度为4 ℃以及真空条件下消泡30 min。

4. 上样，用ITC专用的注射器分别将蛋白（设定500 μL）加入到样品池中、配体化合物（设定50 μL）加入到专用滴定注射器中。

5. 设定程序，设定仪器的温度为25 ℃，每次配体滴定的体积为2.5 μL。

6. 同样的方法，同样浓度的配体滴定一次不加蛋白的空白溶液。

7. 用软件NanoAnalyze分析数据。

四、实验结果

ITC测定平衡解离常数 K_d，作为对照实验。从实验结果仍然可以得出，化合物13和化合物14对USP28亲和力较高，相互作用较强，（K_d＝190 nmol/L，K_d＝210 nmol/L），弱于化合物29（表3-2，图3-5A、B），而化合物29对USP28亲和力最高，相互作用最强（K_d＝50 nmol/L）（表3-2、图3-5C），同时化合物24作为阴性对照，整个实验过程热量信号值没有变化，说明没有和USP28发生相互作用（表3-2）。

化合物13结合USP28

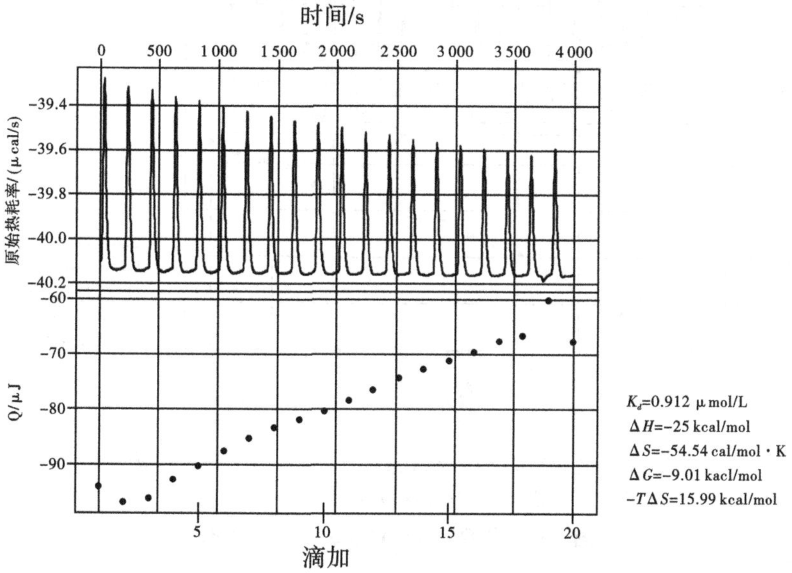

A

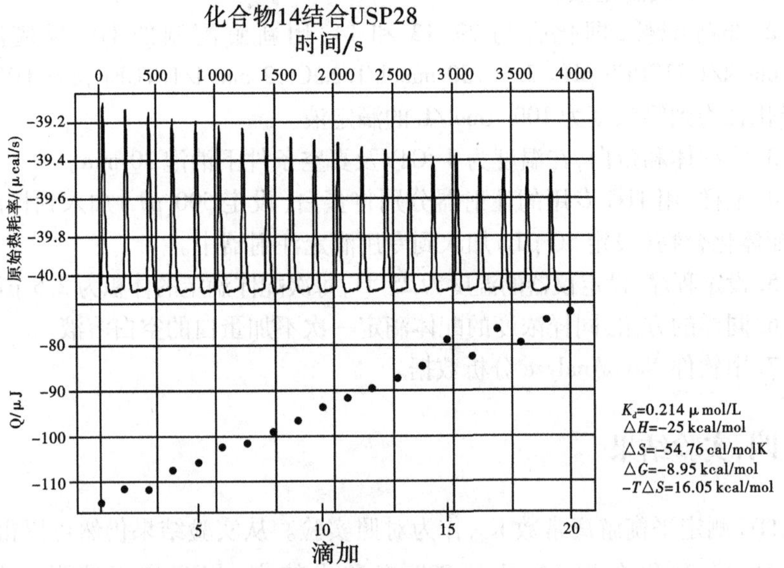

B

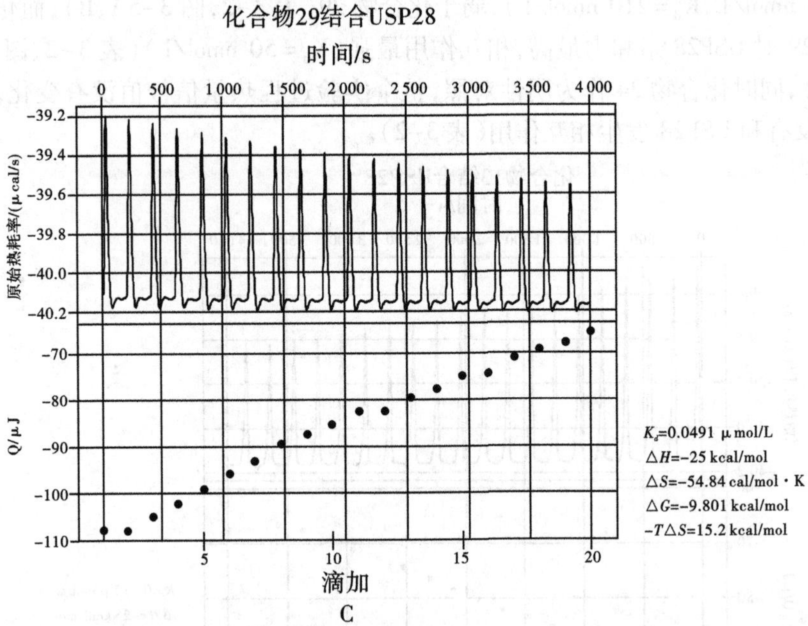

C

A. ITC 技术检测化合物 13 对 USP28 亲和力曲线；B. ITC 技术检测化合物 14 对 USP28 亲和力曲线；C. ITC 技术检测化合物 29 对 USP28 亲和力曲线

图3-5 化合物 13、14、29 结合 USP28

小　结

利用 BLI 和 ITC 两种生物热力学与生物动力学的方法，测定了化合物 13、化合物 14 和 29 对蛋白 USP28 的亲和力作用，与阴性对照组化合物 24 相比，化合物 13 和 14 对 USP28 亲和力较强，相互作用较强，而化合物 29 对 USP28 的亲和力最高，相互作用最强（$K_d = 40.0 \sim 49.1$ nmol/L）。化合物 29 通过非共价键形式，对 USP28 呈现出可逆性结合并能够剂量依赖性地抑制 USP28 活性。待测化合物整体对 USP28 的结合力较强，两种方法测定的平衡解离常数 K_d 结果相近，说明实验结果稳定、可靠，具有可重复性。

第四章 新型 USP28 抑制剂细胞水平活性分析及评价

有研究报道，在乳腺癌细胞中，用 RNAi 技术降低 USP28 以后，引起 LSD1 和 c-Myc 的不稳定而降解。因此，我们想用前面实验研究获得的亲和力高且活性好的 USP28 小分子抑制剂，在细胞水平看是否影响 LSD1 的表达量。本章首先利用 Western Blot 法测定了化合物 29、13 和 14 在细胞水平对 USP28 结合力作用，其次检测化合物 29 在细胞水平对 USP28 的底物 LSD1 和 c-Myc 的表达水平以及半衰期的变化，进而判断化合物 29 对 USP28 细胞水平活性抑制作用，最后设计实验验证 LSD1 和 c-Myc 的表达量降低是否是通过泛素蛋白酶体途径被降解，进而证明化合物 29 对 USP28 在细胞水平具有选择性作用。

第一节 新型 USP28 抑制剂在细胞水平的结合力研究

一、实验材料

（一）主要实验仪器设备

1. 荧光显微镜（日本尼康）。
2. 高内涵（美国 Thermo Fisher 有限公司）。
3. 生物安全柜（美国 Thermo Fisher 有限公司）。
3. CO_2 培养箱（美国 Thermo Fisher 有限公司）。
4. 高速低温离心机（德国 Herolab 有限公司）。
5. 激光共聚焦显微镜（日本尼康）。
6. DYCZ-40D 型转印电泳仪（北京六一生物科技有限公司）。

7. DYCZ-24DN 型双垂直电泳仪(北京六一生物科技有限公司)。
8. DYCZ-25E 型 P4 垂直电泳仪(北京六一生物科技有限公司)。
9. 24DN 湿转芯(北京六一仪器厂)。
10. 制冰机(日本三洋公司)。

(二)主要试剂材料

1. 培养基 RPMI1640(以色列 BI 公司)
2. 高糖培养基 DMEM(以色列 BI 公司)
3. 0.25% 胰酶消化液(上海碧云天生物技术有限公司)
4. 胎牛血清(以色列 BI 公司)
5. 青霉素、链霉素双抗(南京凯基生物科技发展有限公司)
6. FastPfu DNA 聚合酶(北京全式金生物技术有限公司)
7. 0.25% 胰酶消化液(上海碧云天生物技术有限公司)
8. 胎牛血清(以色列 BI 公司)
9. 青霉素、链霉素双抗(索莱宝生物科技有限公司)
10. 脱氧胆酸钠(天津市化学试剂供销公司)
11. EDTA-2Na(美国 AMRESCO 公司)
12. 磷酸酶抑制剂(Roche 有限公司)
13. 十二烷基苯磺酸钠(SDS)(美国 AMRESCO 公司)
14. NP-40(美国 FLUKA 公司)
15. EDTA(天津市津北精细化工有限公司)
16. 酒石酸二钠(天津市大茂化学试剂厂)
17. BCA-2Na(生工生物工程上海股份有限公司)
18. 结晶紫(索莱宝生物科技有限公司)
19. CHX 放线菌酮(MCE 公司)
20. MG132 蛋白酶体抑制剂(MCE 公司)
21. 96 孔板(NEST 有限公司)
22. 6 孔板(NEST 有限公司)
23. 35 mm 培养皿(NEST 有限公司)
24. 60 mm 培养皿(NEST 有限公司)
25. 100 mm 培养皿(NEST 有限公司)
26. 兔抗人 USP28 单克隆抗体(Abcam 有限公司)
27. 兔抗人单克隆抗体 c-Myc(Sino Biological 有限公司)
28. 兔抗人 LSD1 单克隆抗体(Abcam 有限公司)

29. 鼠抗人 P53 单克隆抗体(Abcam 有限公司)

30. 兔抗人 P21 单克隆抗体(Abcam 有限公司)

31. 兔抗人 Bax 单克隆抗体(Epitomics 有限公司)

32. 兔抗人 Bcl-2 单克隆抗体(Epitomics 有限公司)

33. 兔抗人 E-Cadherin 多克隆抗体(美国 Cell Signaling 有限公司)

34. 兔抗人 N-Cadherin 多克隆抗体(美国 Cell Signaling 有限公司)

35. 兔抗人 Vimentin 多克隆抗体(美国 Cell Signaling 有限公司)

36. 兔抗人 snail 单克隆抗体(美国 Cell Signaling 有限公司)

37. 兔抗人 slug 单克隆抗体(美国 Cell Signaling 有限公司)

38. 兔抗人 ZEB-1 多克隆抗体(美国 Cell Signaling 有限公司)

39. 兔抗人 Cleaved PARP1 多克隆抗体(美国 Cell Signaling 有限公司)

40. 兔抗人 Cleaved caspase-7 单克隆抗体(美国 Cell Signaling 有限公司)

41. 兔抗人 GAPDH 多克隆抗体(杭州贤至生物科技有限公司)

细胞系人胃癌细胞系 MGC-803、MKN45、BGC-823 和 HGC-27 购自中国科学院上海细胞库,SGC-7901 购自上海博古生物科技有限公司。人胃上皮黏膜细胞系 GES-1 购自协和细胞库。

(三)主要实验仪器设备常用溶液的配置

1. 配制 BCA(A)溶液:首先称取 BCA-2Na(26 mmol/L)1 g,称取 $NaCO_3 \cdot H_2O$(0.16 M)2 g,称取酒石酸二钠(7 mmol/L)0.16 g,称取 NaOH(0.1M)0.4 g,称取 $NaHCO_3$(0.11 M)0.95 g,放入容积为 100 mL 锥形瓶中,加入 80 mL 新鲜的去离子水,置于磁力搅拌器上搅拌混匀,调 pH 至 11.3,转入 100 mL 容量瓶中定容,最后转入标记好的溶液瓶中保存备用。

2. 配制 BCA(B)溶液:称取 $CuSO_4 \cdot 5H_2O$ 0.4 g 转入容积为 10 mL 的容量瓶中,加入约 6 mL 去离子水待完全溶解后再定容,最后转入标记好的溶液瓶中保存备用。

3. 配制 NP-40 溶液:精确称取 Tris 121.14 mg,称取 NaCl 58.44 mg,称取 $MgCl_2$ 260.99 mg,置于 100 mL 烧杯中,加入去离子水 80 mL 搅拌至溶解,用盐酸溶液调 pH 至 7.4,加入 NP-40 5 mL 搅拌混匀,用纯净水定容至 100 mL,0.45 μm 滤头过滤后分装,于 4 ℃保存备用。

4. 配制 RIPA 裂解液:首先配制体积为 100 mL 50 mmol/L Tris · HCl,pH=7.6 的溶液,然后精确称取 NaCl 87.75 mg,称取脱氧胆酸钠 1 g,称取 SDS 0.1 g,称取 EDTA-2Na 9.306 g 等,将称取试剂置于 100 mL 烧杯中,加

入 80 mL 已配好的 Tris · HCl 溶液和 1 mL NP-40，搅拌充分溶解后转至 100 mL 容量瓶中，用 Tris · HCl 溶液定容至所需刻度线，分装后于-20 ℃低温保存备用，每次使用前加入一定浓度的磷酸酶抑制剂和全酶抑制剂。

5. 配制细胞用 PBS 溶液：精确称取氯化钠（NaCl）40 g，称取十二水磷酸氢二钠（$Na_2HPO_4 \cdot 12H_2O$）17.9 g，称取磷酸二氢钠（NaH_2PO_4）1.2 g，称取氯化钾（KCl）1.1 g，全部倒入 500 mL 锥形瓶中，加入 400 mL 去离子水，磁力搅拌器搅拌至完全溶解，加水补足 500 mL，得到 10×PBS 母液，按 1 ∶ 9 用去离子水稀释，121 ℃高温高压灭菌，备用。

6. 配制 MTT 工作液：取粉末 MTT 250 mg，置于棕色瓶中，加入 PBS 配置成 50 mg/mL 的 MTT 溶液，搅拌完全溶解后，用无菌的 0.22 μm 的滤头过滤，分装到 5 mL 棕色 EP 管中，避光，-20 ℃冰箱存放。

7. 配制 0.1% 结晶紫染液：称取结晶紫（crystal violet）2.0 g，加入 95% 乙醇体积 20 mL 充分溶解。草酸铵称取 0.8 g，加入超纯水 80 mL 溶解，即为 1% 草酸铵溶液。将配好的结晶紫乙醇溶液与 1% 草酸铵溶液混合均匀，室温静置 28 h，过滤，用 10 mL EP 管分装，保存在 4 ℃备用。

二、实验原理

化合物结合蛋白以后，蛋白二级结构变得更加稳定，更高的温度才能打开蛋白的高级结构，因此温度越高，证明化合物和蛋白的结合力更强，从而间接反映化合物和蛋白的结合力大小。

三、实验方法

（一）细胞总蛋白提取

药物孵育细胞，设定不同药物浓度和不同的时间点收集细胞，按不同实验条件标记，用 PBS 洗 3 遍，2 800 r/min 离心 4 min，微量移液器吸掉上清液的 PBS，加入 RIPA 细胞专用裂解液，放入冰盒裂解 30 min，间隔 10 min 轻轻吹打混匀，用提前预冷的低温高速离心机离心（12 000 r/min，10 min），收集上清液，然后 BCA 法定量，加一定量的 6×Loading Buffer，水浴 100 ℃煮沸变性 5 min，-20 ℃冰箱保存备用。

（二）BCA 定量法

BCA 定量法标准曲线的绘制及待测样品浓度测定步骤如下。

1. 用微量移液器吸取 800 μL 蛋白标准液加到含 20 mg BSA 的蛋白标准品中，吹打溶解后配成 25 mg/mL 的蛋白标准溶液，-20 ℃冰箱保存备用。

2. 将蛋白标准溶液稀释，得到终浓度为 0.5 mg/mL：取 25 mg/mL 蛋白标准溶液 20 μL，加 PBS 稀释液 980 μL，稀释后的浓度为 0.5 mg/mL 蛋白标准品溶液，-20 ℃冰箱保存备用。

3. BCA A 液和 B 液的配制：将 BCA 的 A 液和 BCA 的 B 液两种溶液按体积比 50∶1 快速混匀，即 BCA 工作液，每次使用前须现配现用。

4. 配制浓度梯度蛋白标准液：在 96 孔板里依次加 0.5 mg/mL 蛋白标准液 0、1、2、4、8、12、16、20 μL，然后用 PBS 补充至体积为 20 μL，每个浓度做三个复孔。

5. 每孔快速加 200 μL 现配的 BCA 工作液，37 ℃恒温箱放置 30 min 后，选择波长 562 nm，用酶标仪处测定其吸光度，记录数值。

6. 以标准品蛋白浓度（μg/μL）为横坐标，以 A562 吸光度值为纵坐标，作图，即得标准曲线与线性方程（图 4-1）。根据待测蛋白样品的 A562 值，数值带入标准曲线方程计算出实验待测样品的蛋白浓度。

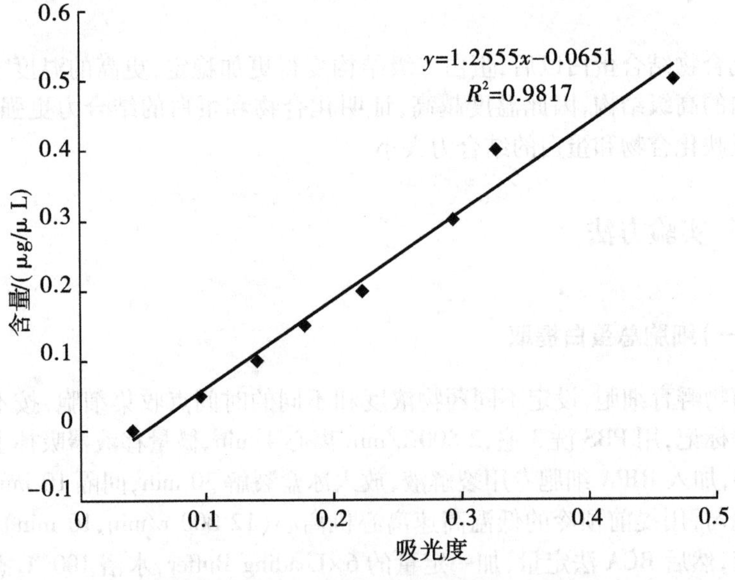

图 4-1　蛋白质含量测定的标准曲线和方程

（三）SDS-PAGE 胶的配制步骤

1. 配胶：用洗洁精将玻璃板洗干净，超纯水冲洗两遍，低温烘干，搭好架子。配制的分离胶（8% ~12%），灌注分离胶，用注射器轻轻赶除气泡，使用超纯水封胶，室温下静置 30 ~40 min，待分离胶凝聚，以看到胶与水有明显的分界面为准，洗掉分离胶上面的水，用滤纸将剩余的水吸干。配制 5% 积层胶，倒入板间，插上所需规格的胶梳，室温静置 30 min，待凝聚。加 4 ℃预冷的阴极电泳缓冲液，然后拔出胶梳，最后用注射器针头轻轻拨正胶齿。

2. 上样：用 6×上样缓冲液，将蛋白样品上样缓冲液稀释至终浓度为 1×；100 ℃煮 10 min，镊子取出冷却，800 g 离心 2 min，取上清液进行上样。上样体积保持一致，同时使用蛋白 marker 作为分子量的标尺，尽量两端的胶孔不要加样品，减少胶块的边缘效应。

3. 跑胶：使用 60 V 电压跑积层胶 30 min，当样品被压成一条线且达到分离胶面时，调整电压到 120 V，中间观察蓝色的溴酚蓝线快到达分离胶底端时，关掉电源。同时，将所需规格的 NC 膜超纯水活化，泡在电泳液中备用。

（四）Western Blot 实验步骤

1. 电转：以蛋白预染 marker 位置为参照，根据待测目的蛋白分子量大小割取凝胶，取规格同胶块同样大小的 NC 膜、滤纸和泡沫（电转液浸泡至软）制成“三明治”，即从阳极到阴极依次为泡沫-滤纸-NC 膜-凝胶-滤纸-泡沫的顺序，注意夹层避免进入气泡，需要用一块尺子赶除气泡。冰浴条件，300 mA 横流电转 2 h。

2. 牛奶封闭：将电转后的 NC 膜封入含有 5% 牛奶封闭液的塑料薄膜中，封口，置于水平摇床上，室温孵育 2 h。

3. 一抗封闭：将 NC 膜从牛奶封闭液中取出，用 PBS 洗 3 次，每次 5 min，加入 PBST 稀释好的一抗封闭液，4 ℃过夜。

4. 二抗封闭：将 NC 膜用 PBST 洗膜 3 次，每次 5 min，然后将膜封入对应 PBST 稀释的二抗，室温孵育 2 h。

5. 洗膜曝光：PBST 同样洗膜 3 次，每次 5 min。将 ECL 发光液 A 液和 B 液 1∶1 混合均匀平铺在膜上，使用暗盒在暗室内压片曝光，显影，定影，扫描保存。

（五）热稳定实验步骤

1. 化合物 29、13、14 和空白对照组（DMSO）孵育细胞 3 h。

2. 在冰上进行如下操作：用胰酶处理收集细胞，用 PBS 溶液洗 1～2 遍，离心，悬浮，分装在干净的 EP 管。

3. 用液氮将样品反复冻融 3 次，目的是低温破碎细胞。

4. 用 PCR 仪器，设定梯度温度，加热 3 min，取出样品。

5. Western Blot 实验，记录实验结果。

（六）灰度分析及统计学处理

利用软件 Image J 分析 Western 结果。具体步骤是：打开待分析图片后，选择图标 Process-Substract background 降低背景亮度，然后选择图标 Edit-inverted 反转图片黑白效果，最后选择图标 rectangular 选中待测条带并点击 Analyze-Measure 分析选定条带的灰度。结果用 GraphPad Prism 6.0 做柱状图并进行统计学处理。

四、实验结果

经过化合物 29（浓度 0.75 μmol/L）和空白对照组（0.007% DMSO）处理细胞 3 h 后，化合物 29 组降解 20%，而空白对照组（DMSO）降解 90%，说明化合物 29 对 USP28 在细胞水平结合力很强（图 4-2A～C）。验证不同的结构类似物对 USP28 的结合力，化合物 13、14 和 29（浓度 5 μmol/L）和空白对照组（0.05% DMSO）处理细胞 3 h 后，从实验结果可以得出，当温度为 75.9 ℃和 78 ℃时，化合物组降解 25%，而空白对照组（DMSO）降解 95%，说明化合物处理组 USP28 蛋白更加稳定，打开蛋白的高级结构需要更高的能量，从而间接证明了化合物 13、14 和 29 对 USP28 在细胞水平结合力较强，相互作用较强（图 4-2D）。

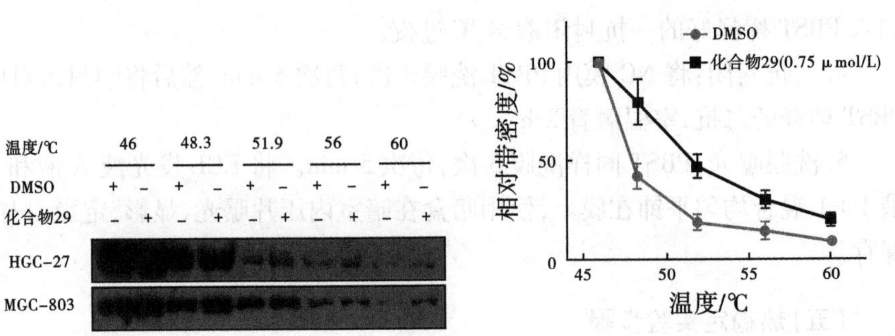

A　　　　B

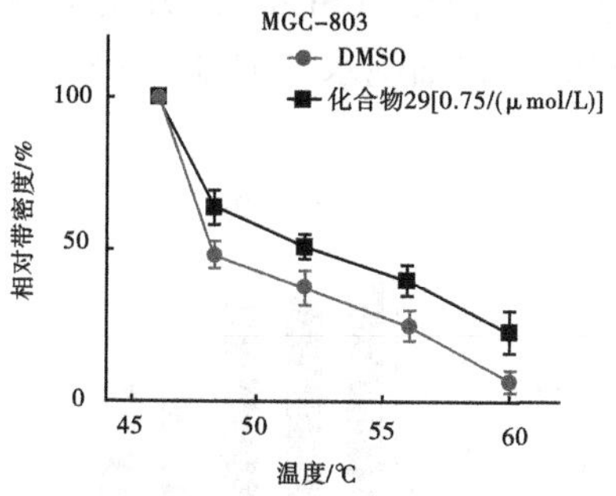

C

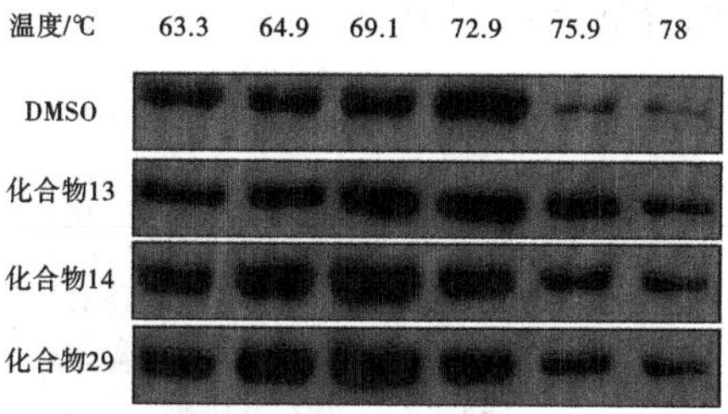

D

A. 不同胃癌细胞系 HGC-27 和 MGC-803 中化合物 29 对 USP28 亲和力作用结果；B. 在 HGC-27 中化合物 29 对 USP28 亲和力作用统计分析；C. 在 MGC-803 中化合物 29 对 USP28 亲和力作用统计分析；D. 胃癌细胞系 HGC-27 中，不同化合物 13、14 和 29 对 USP28 亲和力作用结果

图 4-2　热稳定实验

第二节　新型 USP28 抑制剂细胞水平去泛素化活性分析

一、实验材料

实验材料同第四章第一节。

二、实验方法

实验方法同第四章第一节。

三、实验结果

化合物 29 和 24 孵育细胞 3 h。从实验结果可以得出，化合物 29 在细胞水平引起了蛋白 LSD1 和总的 c-Myc 的不稳定，表达水平下降，LSD1 的降解更加明显，而总的 c-Myc 降解较明显，同时 USP28 表达量也下降，降解机制

待进一步研究(图 4-3A),化合物 24 作为阴性对照组 USP28、LSD1 和 c-Myc 表达水平保持不变(图 4-3B),说明化合物 29 在细胞水平抑制了 USP28 的活性,介导蛋白 LSD1 和总 c-Myc 的降解。

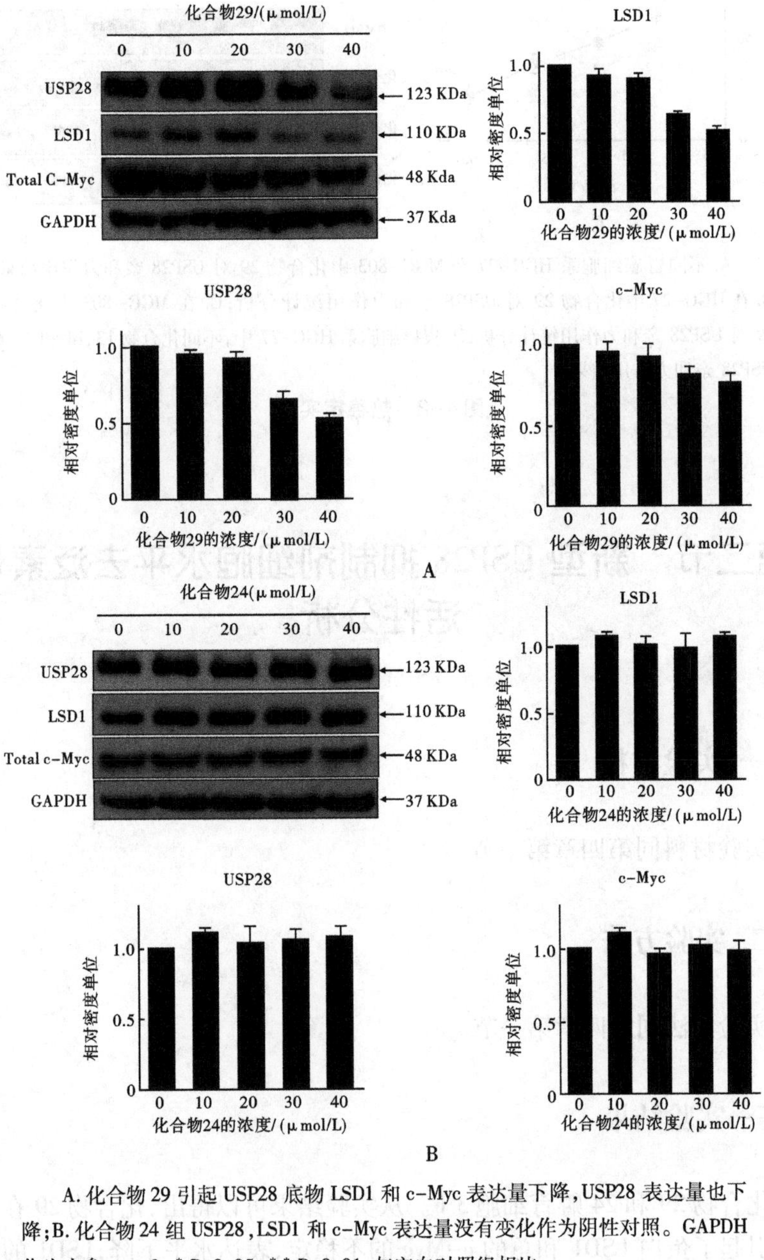

A. 化合物 29 引起 USP28 底物 LSD1 和 c-Myc 表达量下降,USP28 表达量也下降;B. 化合物 24 组 USP28,LSD1 和 c-Myc 表达量没有变化作为阴性对照。GAPDH 作为内参。$n=3$, $^{*}P<0.05$, $^{**}P<0.01$,与空白对照组相比

图 4-3 去泛素活性测定

第三节 新型 USP28 抑制剂诱导 LSD1 和 c-Myc 的降解及其作用机制研究

一、实验材料

实验材料同第二章第一节。

二、实验原理

用放线菌酮 CHX 处理细胞，可以抑制细胞蛋白的合成，同时用蛋白酶体抑制剂 MG-132，抑制蛋白的降解途径，可以稳定蛋白，延长半衰期。利用这两种抑制剂验证化合物 29 在细胞水平抑制 USP28 活性以后，介导 LSD1 和 c-Myc 的降解，是否是通过泛素-蛋白酶体途径降解。

三、实验方法

实验方法同第四章第一节。

四、实验结果

使用放线菌酮 CHX（100 μg/mL）和蛋白酶体抑制剂 MG-132（20 μmol/L）同时处理细胞 3 h 后，加入浓度梯度的小分子化合物 29（20 μmol/L）、24（20 μmol/L）共孵育，DMSO（0.2%）作为溶剂对照，设置不同时间点，按时收集细胞。从实验结果可以得出，小分子化合物 29 可下调 USP28、USP28 的底物 LSD1 和 c-Myc 的表达水平，加速了蛋白 LSD1 和总体 c-Myc 的降解，缩短了半衰期（图 4-4A），同时 P53 在胃癌细胞 HGC-27 中是突变型的，不是 USP28 的底物，其表达量呈现上调，而阴性对照组 24 和 DMSO 溶剂对照组，USP28、P53、USP28 的底物 LSD1 和 c-Myc 的表达水平未发生改变（图 4-4B、C）。

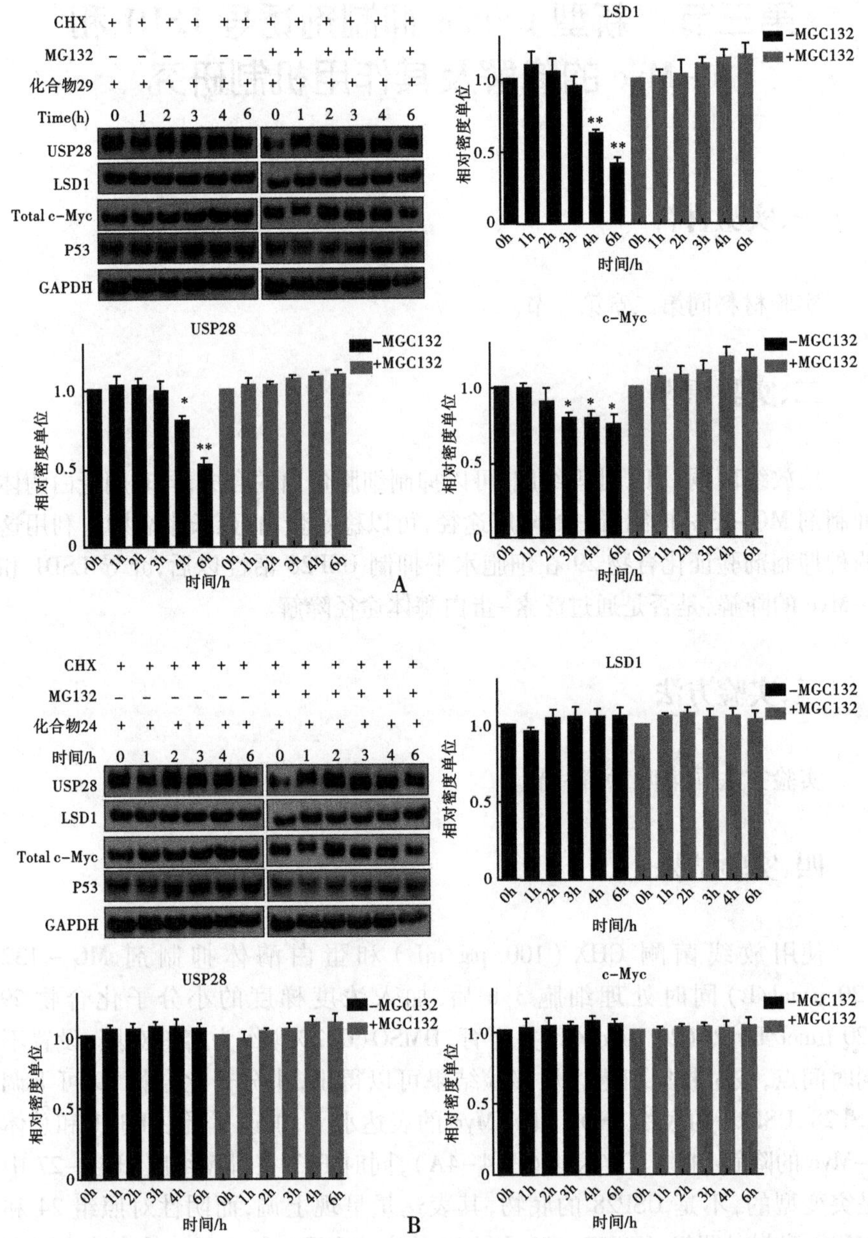
CHX
MG132
化合物29
Time(h) 0 1 2 3 4 6 0 1 2 3 4 6
USP28
LSD1
Total c-Myc
P53
GAPDH
LSD1
-MGC132
+MGC132
相对密度单位
时间/h
USP28
c-Myc
A
CHX
MG132
化合物24
时间/h 0 1 2 3 4 6 0 1 2 3 4 6
USP28
LSD1
Total c-Myc
P53
GAPDH
LSD1
USP28
c-Myc
-MGC132
+MGC132
相对密度单位
时间/h
B

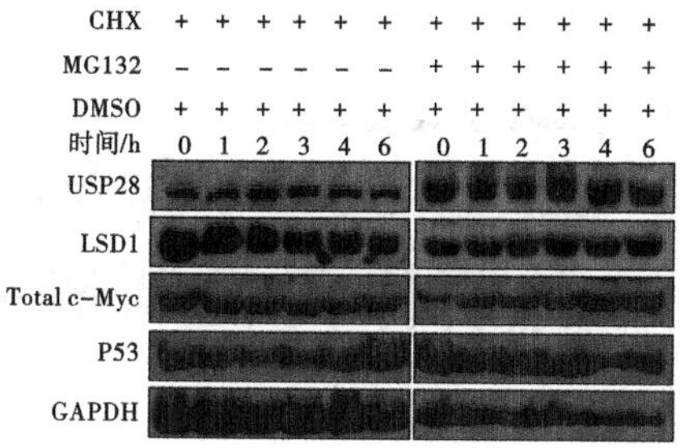

C

A. 化合物29引起USP28底物LSD1和c-Myc表达量下降，USP28表达量也下降；B. 化合物24组USP28、LSD1和c-Myc表达量没有变化作为阴性对照，GAPDH作为内参；C. 溶剂DMSO对照组。$n=3$，$P<0.05$，$P<0.01$，与空白对照组相比

图4-4 化合物降解分子机制研究

小 结

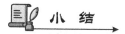

我们发现在胃癌细胞HGC-27中，小分子化合物29对USP28结合力比较强，利用放线菌酮(CHX)抑制细胞的蛋白质合成，蛋白酶体抑制剂(MG-132)同时处理胃癌细胞HGC-27以后，再加入化合物29处理。我们得出结论，小分子化合物29通过抑制USP28的活性，促进了LSD1和总体c-Myc的降解，且通过蛋白酶体途径降解LSD1和c-Myc的蛋白表达水平。

第五章 新型 USP28 抑制剂体外抗肿瘤作用机制研究

本章利用 RNAi 技术降低 USP28 的表达，检测其对细胞增殖的影响，研究 USP28 对胃癌细胞增殖的作用。同时检测所有化合物对胃癌细胞 HGC-27 、MGC-803、SGC-7901、MKN45、BGC-823 和胃黏膜上皮细胞 GES-1 等多种胃瘤细胞增殖的作用。探索了化合物 29 对胃癌细胞系 HGC-27、MGC-803 和 SGC-7901 细胞克隆的形成能力，对 HGC-27 细胞周期和凋亡及其介导凋亡的分子机制等体外抗肿瘤活性进行了研究。

第一节　新型 USP28 抑制剂对体外胃癌细胞系增殖抑制活性评价

一、实验材料

同第四章第一节。

二、实验原理

噻唑蓝，化学名是 3 -（4，5 - dimethylthiazol - 2 - yl）- 2，5 - diphenyltetrazolium bromide，简称 MTT，是一种黄色染料，可溶于水。MTT 进入活细胞后可以被活细胞线粒体中的琥珀酸脱氢酶代谢还原，同时在细胞色素 C 的作用下，生成不溶于水的蓝紫色的甲臜（Formazan），且生成的甲臜与活细胞的数目在一定范围内成正比。使用 DMSO 将甲臜完全溶解后，用微孔读板器测定 570 nm 波长处的光吸收度 A，则光吸收度 A 与活细胞数目成正相关。

MTT 染色法是目前最常用的相对细胞计数法，吸光度值 A 仅在一定范围内与活细胞的数目成正相关，因此，实验过程中通过控制接种细胞数量以及染色的时间使光吸收度值 A 在 0.8 ~ 1.2，以保证实验结果的可重复性以及准确性。

三、实验方法

本实验用 MTT 法测定细胞生长抑制率。

1. 收集对数期细胞，调整细胞悬液浓度，接种于 96 孔板；待测细胞密度为 4 000 ~ 5 000 个/孔，边缘孔用无菌 PBS 填充，置于 CO_2 培养箱，37 ℃过夜孵育。

2. 加待测药物，使得终浓度为 0.78、1.56、3.12、6.25、12.5、25、50、100 μmol/L，每个药物浓度同时设置 6 个复孔。

3. 药物作用 72 h 后，每孔加 20 μL MTT 工作溶液（终浓度为 0.5 g/L），继续孵育 4 h。

4. 终止培养，小心吸弃培养基，每孔加 200 μL 二甲基亚砜（DMSO），置摇床上低速振荡 5 min，使结晶物充分溶解。

5. 使用酶标仪测定 570 nm 处的吸光度（A），同时设置调零孔即空白组，阴性对照孔。

6. 计算细胞生长抑制率（inhibitory rate，IR），结果用 GraphPad Prism 6.0 做柱状图和折线图并计算半数抑制浓度（IC_{50}）。

四、实验结果

（一）生长抑制作用及细胞增殖曲线

表 5-1 所示，化合物 29、13 和 14 对胃癌细胞株 HGC-27、MGC-803 和 MKN45 具有很好的抑制活性，IC_{50}是 2 μmol/L 左右，并且对 HGC-27 细胞株具有更好的抑制作用，IC_{50}分别是 0.61、1.5、1.13 μmol/L，但是对胃癌细胞株 SGC-7901 和 BGC-823 这两个的抑制增殖能力较弱（图 5-1），已经测过 USP28 在这些细胞株的表达量，可能与在这两个细胞株里面 USP28 表达量较低有关，化合物表现不敏感。另外，化合物 29 对正常胃黏膜上皮细胞株 GES-1 具有较弱的细胞增殖抑制活性。由于化合物 29 是选择性 USP28 抑制剂，因此推测化合物 29 是通过抑制 USP28 活性，对不同细胞株表现出不同增殖抑制作用，然而阳性化合物 AZ1 对胃癌细胞 HGC-27 活性很弱，

IC_{50}为(10. 83 ± 0. 57) μmol/L,对胃癌细胞 MKN45 的 IC_{50} 为(20. 17 ± 1. 06) μmol/L,对胃癌细胞 MGC-803 的 IC_{50}为(47. 6±1. 20) μmol/L,对胃正常细胞 GES-1 的 IC_{50}为(28. 39±1. 63) μmol/L(表 5-2),可以看出 AZ1 对胃癌细胞并没有很好的选择性和特异性,而我们筛选得到的化合物 29 对胃癌细胞呈现良好的特异性和选择性(待测化合物的肿瘤增殖抑制活性评价见表 5-1)。

表 5-1 待测化合物的肿瘤增殖抑制活性评价

化合物	IC_{50}/(μmol/L)					
	GES-1	HGC-27	MGC-803	MKN45	SGC-7901	BGC-823
4	5.37±0.67	3.22±0.18	4.24±0.35	7.8±0.58	6.54±0.32	9.15±0.12
5	4.02±0.22	9.35±0.27	6.25±0.44	0.79±0.39	3.63±0.56	9.47±0.78
6	>100	>100	>100	>100	>100	>100
7	20.21±1.21	5.54±0.76	7.88±0.35	7.46±0.44	10.34±0.30	18.8±1.20
8	51.34±1.50	>100	111.2±2.20	6.35±0.30	>100	52.71±0.50
9	>100	>100	>100	>100	>100	>100
11	>100	>100	>100	>100	>100	>100
12	15.35±1.20	6.47±0.13	23.42±0.22	5.88±0.20	8.48±0.50	18.27±0.27
13	17.07±1.31	1.5±0.10	6.21±0.12	5.39±0.31	13.68±0.18	15.38±0.21
14	4.50±0.13	1.13±0.22	4.83±0.28	1.14±0.20	17.14±0.35	11.87±1.21
15	2.96±0.06	0.91±0.14	1.69±0.47	2.25±0.25	3.32±0.47	10.37±0.12
16	5.33±0.33	2.43±0.76	28.21±0.28	0.74±0.62	5.08±0.63	1.81±0.19
17	>50	34.4±1.55	>50	7.79±0.12	24.98±1.78	>50
18	>100	>100	>100	>100	>100	>100
19	1.73±0.34	0.45±0.20	2.73±0.41	0.74±0.28	4.23±0.20	7.54±0.72
20	>50	39.59±1.77	>50	7.36±0.39	>50	>50
21	9.87±1.67	1.35±0.19	5.62±0.33	2.34±0.31	8.31±0.44	1.02±0.45
22	14.06±1.20	9.97±0.70	14.52±1.22	7.33±0.65	15.3±0.73	19.1±1.40
23	22.82±1.30	0.76±0.30	7.05±1.21	16.21±1.37	11.38±1.22	14.1±0.70
24	>100	>100	>100	>100	>100	>100
25	27.66±1.46	3.12±0.50	7.47±1.11	2.28±0.21	11.22±1.55	8.63±1.20

续表 5-1

化合物	IC_{50}/(μmol/L)					
	GES-1	HGC-27	MGC-803	MKN45	SGC-7901	BGC-823
26	>100	128.2±1.90	109.7±2.10	>50	>50	>50
27	10.4±1.34	5.06±0.51	5.76±0.20	13.68±1.79	9.51±0.60	11.74±1.30
28	22.64±1.60	13.89±1.90	14.65±1.33	11.13±0.98	16.71±0.40	44.0±1.50
29	9.19±1.15	0.61±0.45	4.95±0.33	1.49±0.98	8.06±0.30	7.72±0.41
33	>100	>100	>100	>100	>100	>100
34	>100	>100	>100	>100	>100	>100
36	>50	22.86±1.89	19.83±1.50	11.07±0.78	5.79±0.55	>50

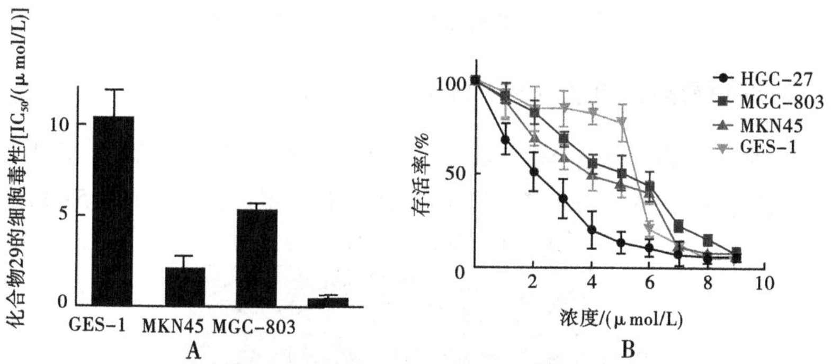

A. 化合物 29 作用胃癌细胞系 MKN45、HGC-27、MGC-803 和胃黏膜上皮细胞 GES-1 经过 72 h 生长抑制作用；B. 化合物 29 作用胃癌细胞系 MKN45、HGC-27、MGC-803 和胃黏膜上皮细胞 GES-1 经过 72 h 生长曲线

图 5-1 细胞活性测定

表 5-2 代表性化合物 29 以及阳性化合物 AZ1 的肿瘤增殖抑制活性评价

化合物	IC_{50}/(μmol/L)			
	GES-1	HGC-27	MGC-803	MKN45
29	9.19±1.15	0.61±0.45	4.95±0.33	1.49±0.98
AZ1	28.39±1.63	10.83±0.57	47.6±1.20	20.17±1.06
24(非活性对照化合物)	>100	>100	>50	>50

(二)临床胃癌组织中 USP28 表达量研究

本课题组已经首次报道了，与癌旁组织相比，USP28 在临床胃癌组织中

高表达，并且和 LSD1 的表达成正相关，说明在胃癌里面可作为一个新的潜在的药物靶点（图 5-2）。

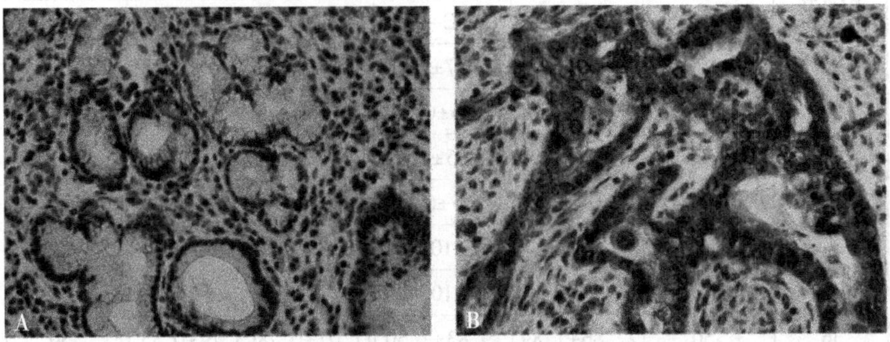

A. 正常组织或癌旁组织；B. 癌组织

图 5-2　临床胃癌组织中 USP28 表达量研究

（三）四种胃癌细胞系中 USP28 表达量研究

提取四种胃癌细胞株 MKN45、HGC-27、MGC-803 和 GES-1 总蛋白量，经 BCA 定量，利用 Western 实验检测其中 USP28 蛋白表达量（图 5-3）。

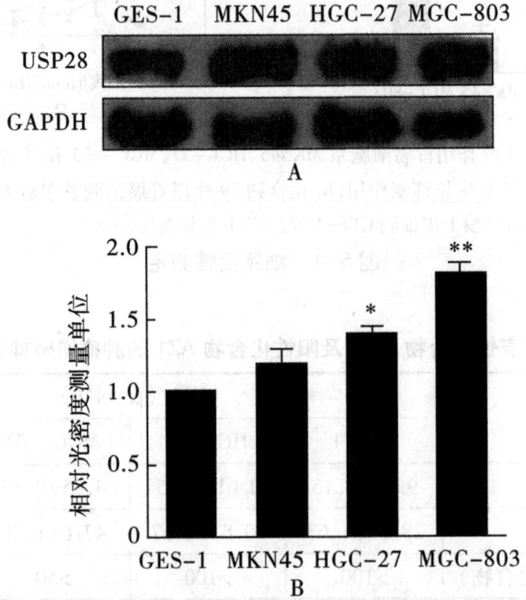

A. Western 实验分析四种细胞系 USP28 表达量；B. 四种细胞系中 USP28 表达量灰度分析 GAPDH 作为内参。$n=3$，$^{*}P<0.05$，$^{**}P<0.01$，与空白对照组相比

图 5-3　USP28 蛋白表达量测定

实验发现，在胃癌细胞株 HGC-27、MGC-803 中 USP28 表达量高于 GES-1 和 MKN45。图 5-3 发现，化合物 29 对 USP28 高表达细胞株具有选择性细胞增殖抑制作用。本论文选取细胞表型实验验证均以 USP28 表达量最高，化合物 29 对其增殖抑制作用最强的低分化胃癌细胞株 HGC-27 进行深入研究。

第二节 USP28 敲低对胃癌细胞系 HGC-27 增殖作用研究

一、实验材料

订制正向序列为 5'-UUCUCCGAACGUGUCACGUTT-3'，反向序列为 5'-ACGUGACACGUUCGGAGAATT-3' 的 siRNA，并在 5' 端标记绿色荧光 FAM，用荧光显微镜来检测 siRNA 转染效率。

阴性对照 siRNA 和 siRNA：由吉玛基因公司合成。

二、实验原理

研究表明，将 mRNA 对应正义链 RNA 和反义链 RNA 组成的双链 RNA（dsRNA）转入细胞后，可引起靶基因 mRNA 发生特异性的靶向降解，沉默其靶基因，转录后基因沉默机制（post-transcriptional gene silencing，PTGS）被称为 RNA 干扰。siRNA 和 RISC 结合，然后与靶标基因编码区或 UTR 区配对，降解靶标基因。因此，siRNA 只降解与其序列互补配对 mRNA[10-11]。

本实验利用靶向 USP28 的 siRNA 特异性降低 USP28 表达量，研究 USP28 在胃癌细胞系 HGC-27 中对细胞增殖的调控作用。

三、实验方法

先将未打开的 siRNA 试管 800 r/min 离心 3 min，然后使用 DEPC 水溶解 siRNA，使得母液浓度为 20 μmol/L。取 7.5 μL 的 USP28 siRNA 母液，得到终浓度为 50 nmol/L 的备用液。取 7.5 μL 阴性对照 siRNA 作为对照组，使

得终浓度为 50 nmol/L。使用无血清的培养基将 siRNA 混合得混合液体积为 90 μL，同时取 Lipofectamine RNAiMax(Invitrogen)体积为 10 μL 与培养基(无血清无双抗)混合得体积为 100 μL 混合液。将已经分组好的 siRNA 混合液与 Lipofectamine RNAiMax 混合液，避光，快速混匀，室温静置 5 min，得体积为 200 μL 混合液。将已经配制好的混合液滴加在含有血清培养基，细胞约 60% 满待测细胞 6 孔板，置于培养箱中先 37 ℃ 培养 10 h，换有血清的培养基，siRNA 转染效率使用荧光显微镜观察，待培养至 48 h，收集全部细胞后进行检测。

四、实验结果

(一) USP28 siRNA 降低 USP28 表达量

用 USP28 siRNA 转染 HGC-27 细胞，经过 48 h 后，使用荧光显微镜下，分别用明场和蓝色荧光激发光观察转染效率(图 5-4A ~ C)，目测转染效率约 80%。提取细胞总蛋白，使用 Western blot 检测 USP28 蛋白的表达水平，结果发现经过 USP28 siRNA 转染 48 h 以后，使用浓度 50 nmol/L 的 siRNA 转染后 USP28 表达量显著性低于对照组(图 5-4D ~ E)。

(二) USP28 表达量的降低可抑制胃癌细胞 HGC-27 的增殖

MTT 实验发现，使用载体 siRNA 浓度 50 nmol/L 瞬转，降低 USP28 表达量以后，细胞 HGC-27 的增殖作用均被显著性抑制(图 5-4E)，说明 USP28 对 HGC-27 的增殖起重要作用。结合前期 USP28 抑制剂对细胞增殖研究，发现无论是使用特异性 siRNA 降低 USP28 表达量，还是用 USP28 抑制剂降低 USP28 活性均可抑制 HGC-27 细胞增殖，而转染 USP28 siRNA 后加入化合物 29 对 HGC-27 细胞增殖抑制作用明显减弱(图 5-4F)，说明化合物 29 在细胞水平是作用于蛋白 USP28，最终抑制 HGC-27 细胞增殖作用。

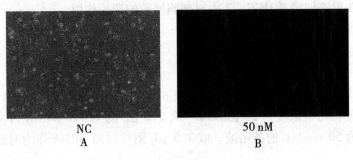

NC
A

50 nM
B

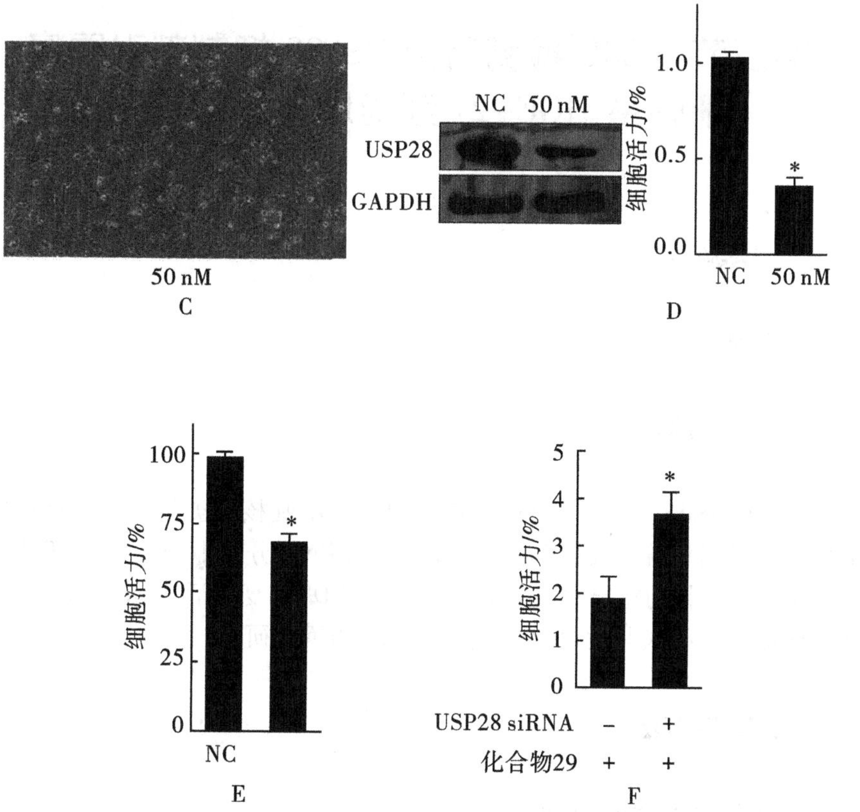

A. 正常细胞明场照片。B. 转染 USP28 siRNA 经过 48 h 后荧光显微镜下 FAM 荧光激发细胞照片。C. 转染 USP28 siRNA 48 h 后明场细胞照片。D. 转染 USP28 siRNA 48 h 后细胞内 USP28 表达量变化；灰度分析转染 USP28 siRNA 48 h 后细胞内 USP28 表达量变化。E. 转染 USP28 siRNA 48 h 对 HGC-27 细胞增殖抑制作用。F. 转染 USP28 siRNA 后加入化合物 29 对 HGC-27 细胞增殖抑制作用。$n=3$，* $P<0.05$，** $P<0.01$，与空白对照组相比

图 5-4　转染实验结果

第三节　EdU 检测新型 USP28 抑制剂对胃癌细胞系 HGC-27 细胞增殖作用研究

一、实验材料

实验材料同第四章第一节。

二、实验原理

EdU(5-Ethynyl-2’-deoxyuridine)是胸腺嘧啶核苷类似物,在细胞增殖时期可以代替胸腺嘧啶(T)渗入正在复制的 DNA 分子中,通过基于 EdU 与 Apollo 荧光染料的特异性反应快速检测细胞 DNA 复制活性,适用于细胞增殖、细胞分化、生长与发育、细胞标记示踪等方面的研究。

三、实验方法

荧光显微镜检测方法如下。

1. 以每孔 3×10^3 细胞接种于 96 孔板得到对数生长期细胞。

2. 加入化合物 29 浓度梯度孵育细胞 8 d 后,收集细胞。

3. EdU 标记:稀释 EdU 溶液(细胞培养基 1640 按 1 000 : 1),得到体积为 50 μmol/L 含 EdU 培养基,使得每孔加入体积为 100 μL,置于细胞培养箱孵育 2 h;吸弃多余的培养基,使用 PBS 清洗细胞 3 次,每次约 5 min。

4. 细胞固定:每孔加入体积为 50 μL 的 4% 多聚甲醛的 PBS,置于室温孵育 30 min,吸弃多聚甲醛的溶液;为了中和多聚甲醛,每孔加入体积为 50 μL 的 2 mg/mL 甘氨酸,继续使用摇床室温孵育 5 min,吸弃甘氨酸溶液;每孔加入体积为 100 μL 的 PBS 溶液,使用摇床洗 5 min,吸弃多余的 PBS 溶液;每孔加入体积为 100 μL 的 0.5% TritonX-100 的 PBS 溶液,即渗透剂,摇床室温孵育 10 min(增强细胞膜的通透性);最后 PBS 溶液摇床室温洗 1 次,约 5 min。

5. Apollo 染色：每孔加入 1×Apollo 染色液体积为 100 μL，摇床室温避光孵育 30 min，吸弃；取体积为 100 μL 的 0.5% TritonX-100 的 PBS，即渗透剂，摇床室温洗 3 次，每次 15 min，吸弃换液；每孔加入甲醇体积为 100 μL，洗 3 次，每次约 5 min；最后 PBS 摇床室温洗 1 次，每次约 5 min。

6. 细胞核 DNA 染色：配置 1× Hoechst-33342 染色液（去离子水按 100：1 的比例），锡箔纸避光，然后保存；每孔加入 1× Hoechst-33342 染色液体积为 100 μL，摇床室温避光孵育约 30 min，吸弃染色液；最后 PBS 摇床室温洗 1 次，每次约 5 min。

四、实验结果

从实验结果可以得出，化合物 29 梯度浓度 0、0.75、1.5、3.0 μmol/L 处理细胞 HGC-27 后，在较低浓度1.5 μmol/L很明显抑制细胞 DNA 的合成（图 5-5），并且是浓度依赖性整体抑制细胞的增殖能力，表明化合物 29 对胃癌细胞 HGC-27 的增殖具有较强的抑制作用。

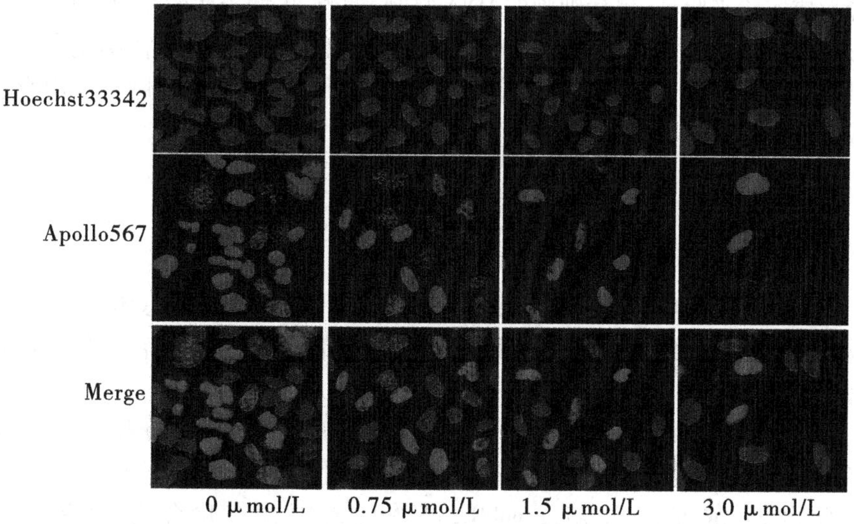

图 5-5　EdU 检测化合物 29 对 HGC-27 细胞增殖作用结果

第四节　新型 USP28 抑制剂对胃癌细胞系克隆形成作用的研究

一、实验材料

实验材料同第二章第一节。

二、实验原理

结晶紫属于碱性染料，细胞核中 DNA 可与之相结合，因而细胞核被染成紫色，常用来研究药物对细胞核的变化，观察单细胞增殖的能力。通常用克隆形成实验来验证，包括细胞的 DNA 复制、增殖、扩增子代的能力，即以细胞最终形成克隆的数目与接种时细胞数目的比值表示。当探索待测化合物对肿瘤细胞的克隆形成能力时，实验一般使用较低，且对细胞细胞毒作用影响较小的待测化合物浓度。

三、实验方法

1. 胰酶消化收集对数生长期的细胞 HGC-27，稀释细胞总体密度，轻轻吹打混匀，于六孔板中每孔接种 1×10^3 个细胞，放入 37 ℃ 培养箱中培养过夜。

2. 次日观察细胞贴壁后，洗掉培养基，于六孔板每孔中加入 3 mL 新鲜的 1640 完全培养基，不加化合物组设为阴性对照。低浓度组培养基中含有化合物 29 浓度为 0.75 μmol/L，高浓度组中含有化合物 29 浓度为 3 μmol/L。为了避免细胞毒作用，选取浓度对细胞的增殖抑制率均低于 10%，即为 HGC-27 的无毒浓度。

3. 每隔 3 d，换新鲜的 1640 完全培养基，同时显微镜下观察细胞克隆形成情况，拍照记录，亦或记号笔标记克隆细胞、计数，继续放置 37 ℃ 培养箱培养。

4. 加入待测化合物 29 培养 8 d 后，吸掉多余的培养基，使用细胞专用的 PBS 溶液洗 3 ~4 次，注意轻轻洗涤，以免洗掉克隆细胞，吸掉 PBS，每孔加入 2.5 mL 无水甲醇溶液，静置 20 min 确保固定完全。

5. 待固定结束后，吸掉甲醇（收集入专用溶剂回收废液桶内），每孔加入 4 mL 超纯水，室温摇床洗涤 3 ~4 次，待甲醇完全洗净，注意甲醇的残留，影响结晶紫染色效果。

6. 于每孔中加入已配制的 0.1% 结晶紫染液，室温摇床染色 30 min，染色结束，每孔加入 4 mL 超纯水，洗涤 5 ~6 次，确保洗掉未与细胞结合的多余染料。

7. 将相机位置固定，从六孔板的底部拍摄每个孔中形成的克隆数目。

8. 利用 Image J 软件进行计数。

9. 阴性对照组、低浓度化合物处理组和高浓度化合物处理组均分别设置 3 个复孔，计数后取平均值。

四、实验结果

从实验结果可以得出，化合物 29 孵育细胞 8 d 后，HGC-27 和 MGC-803 细胞剂量依赖性的克隆形成能力被抑制（图 5-6 A），而未经化合物处理的阴性对照组中，单细胞形成的克隆数目较多，布满整个孔，加待测化合物的三个孔的克隆数目，与阴性对照组相比，$P<0.01$ 具有统计学意义。同时，我们发现，化合物 29 处理 HGC-27 和 MGC-803 以后，细胞形成的克隆数目减少，而且细胞克隆的形态明显变小，因而我们得出结论化合物 29 同时抑制 HGC-27 和 MGC-803 单细胞的增殖、复制能力。化合物 29 抑制 HGC-27 和 MGC-803 细胞增殖的分子机制与 c-Myc 的降解有关（图 5-6）。

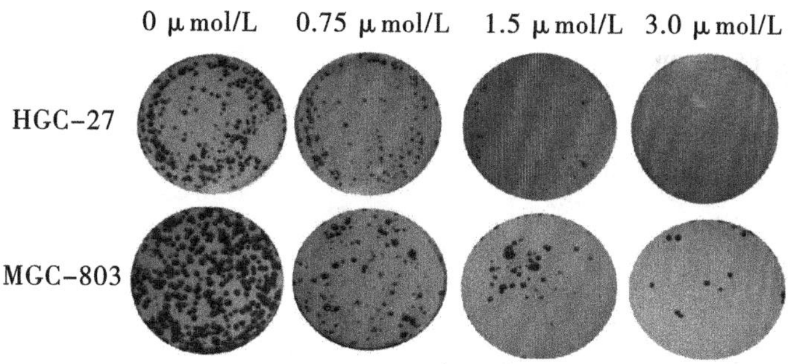

A

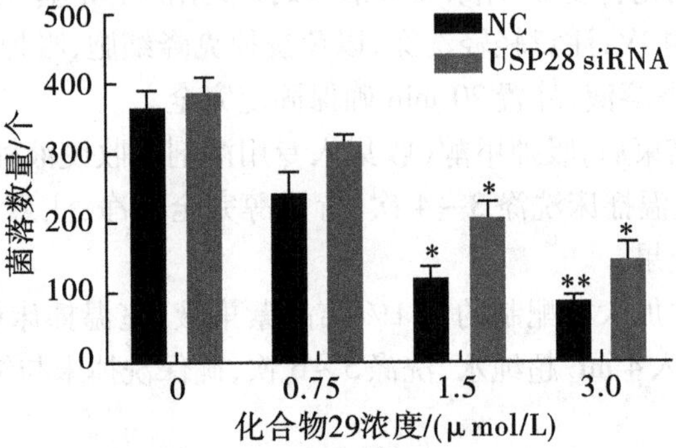

B

A. 化合物 29 对胃癌细胞株 HGC-27 和 MGC-803 细胞克隆形成作用结果；B. 化合物 29 抑制 HGC-27 和 MGC-803 细胞增殖。

图 5-6　克隆形成实验结果

第五节　新型 USP28 抑制剂对 USP28 敲低胃癌细胞系 HGC-27 克隆形成作用研究

一、实验材料

实验材料同第四章第一节。

二、实验原理

实验原理同第五章第四节。

三、实验方法

实验方法同第五章第四节。

四、实验结果

从前面实验结果可以得出，化合物 29 具有很强的抑制 HGC-27 和 MGC-803 细胞的增殖能力（图 5-7）。我们选取 USP28 高表达的细胞株 HGC-27，USP28siRNA 敲低以后，同样加入浓度梯度 0、0.75、1.5、3.0 μmol/L 的化合物 29 孵育细胞 8 d，很明显 HGC-27 细胞增殖能力增强，说明随着 USP28 的表达量降低以后，化合物 29 对 HGC-27 细胞增殖能力作用减弱（图 5-7A）。

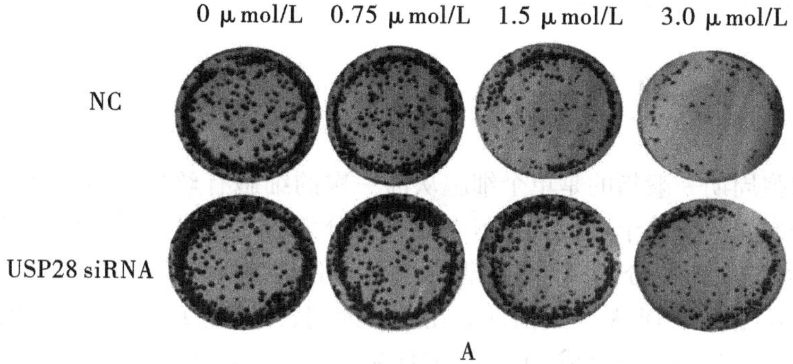

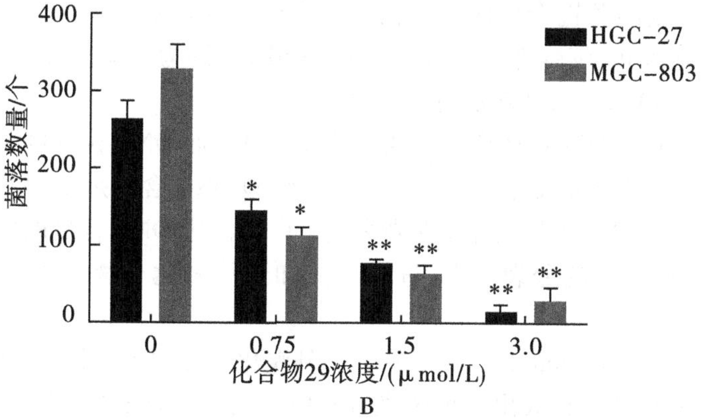

A. 化合物 29 对 USP28 敲低胃癌细胞株 HGC-27 细胞克隆形成作用结果；
B. 化合物 29 对 HGC-27 细胞增殖能力作用

图 5-7　克隆形成实验结果

第六节 新型 USP28 抑制剂诱导胃癌细胞系 HGC-27 发生 S 期周期阻滞

一、实验材料

实验材料同第二章第一节。

二、实验原理

细胞周期一般指的是单个细胞从前一次的细胞有丝分裂结束到下一次有丝分裂完成的整个过程。细胞周期一般分为两个阶段:包括细胞间期,即 DNA 合成期;有丝分裂期,即 M 期。肿瘤细胞的细胞增殖周期分 3 个阶段:①G_0 ~ G_1 期,即 DNA 合成前期。在这一期间,细胞内 RNA 含量增加,DNA 复制必须的蛋白质被合成,主要作用是为向 S 期过渡准备物质。②S 期,是进行 DNA 复制的关键合成时期。在这一期间,DNA 含量变为原来的二倍后,DNA 合成终止,细胞进入 G_2 期。③G_2 ~ M 期,即为有丝分裂期,待细胞分裂完成 G_2 ~ M 期后,又恢复到 G_0 或 G_1 期。

细胞内细胞增殖的周期进展发生周期性变化,而 DNA 含量也随着发生相应变化,在细胞增殖发生过程中,G_2/M 期细胞 DNA 含量是 G_0/G_1 期的二倍,S 期的细胞 DNA 含量则介于两者之间。因此测定 DNA 含量的情况就可大概反映细胞所处的分裂时期,进而也能知道待测化合物对细胞周期的影响。

碘化丙锭(propidium iodide,PI),是一种溴化乙啶的类似物,可特异性结合细胞内 DNA,然后释放出红色荧光,而红色荧光信号强度与 PI 的结合量成正相关。因此,我们使用 PI 荧光标记的方法,测定细胞内 DNA 相对含量。根据所测得的 DNA 含量将细胞周期分布直方图分为三部分,即 G_0/G_1,S,G_2/M 期。G_0/G_1 期和 G_2/M 期的细胞峰代表 DNA 的分布均成正态分布,S 期一般被认为是一个加宽形的正态分布。

三、实验方法

使用不同浓度化合物 29，作用于细胞 24 h 后，收集细胞，预冷的 70% 乙醇垂悬，4 ℃固定过夜。次日 800 r/min 离心 5 min 吸掉固定液，用 PBS 洗涤 2 ~ 3 次，用 PBS 溶液将细胞重悬，且含 100 mg/L PI（Solarbio C0080）和 50 mg/L RNase（Solarbio R1030），锡箔纸避光，室温静置染色 30 min。收集 2×10^4 个细胞，进行样品分组，细胞株 HGC-27 的 DNA 相对含量，使用流式细胞仪（BD Accuri C6）定量检测，使用软件 FlowJo 进行细胞周期数据分析处理。

四、实验结果

细胞发生周期阻滞以后，影响细胞的增殖能力，从流式实验结果得出（图 5-8A），和对照组相比，使用浓度为 0.18、0.37、0.75 μmol/L 化合物 29 作用于 HGC-27 细胞 24 h 后，待测化合物 29 浓度的依次增加，HGC-27 细胞的 G_0/G_1 期和 G_2/M 期细胞所占比例减少，而 S 期细胞比例显著性增多，表明细胞 MGC-803 被化合物 29 阻滞于 S 期。

细胞 HGC-27 经化合物 29 处理 24 h 后，未经化合物 29 处理的对照组 G_0/G_1 期、S 期和 G_2/M 期细胞比例分别为 54.38%、32.94% 和 18.32%；化合物 29 浓度为 0.18 μmol/L 处理细胞，G_0/G_1 期细胞比例下降至47.05%，S 期细胞比例增加至 36.02%，G_2/M 期细胞比例下降至 15.6%；当化合物 29 浓度增加到 0.37 μmol/L 处理细胞后，G_0/G_1 期细胞比例为 47.79%，S 期细胞比例增加至 38.58%，G_2/M 期细胞比例为 15.86%；当化合物 29 浓度增加到 0.75 μmol/L 处理细胞后，G_0/G_1 期细胞比例下降至 33.10%，S 期细胞比例增加至 39.27%，G_2/M 期细胞比例为 24.15%；当化合物 29 浓度增加到 1.5 μmol/L 处理细胞后，G_0/G_1 期细胞比例增加至 39.27%，S 期细胞比例增加至42.98%，G_2/M 期细胞比例下降至 21.58%（与对照组相比，$P<0.05$）。可以得出化合物 29 成剂量依赖性地诱导 HGC-27 细胞周期阻滞在 S 期，细胞有丝分裂过程被阻止，进而最终抑制了细胞 HGC-27 的增殖作用（图 5-8B）。

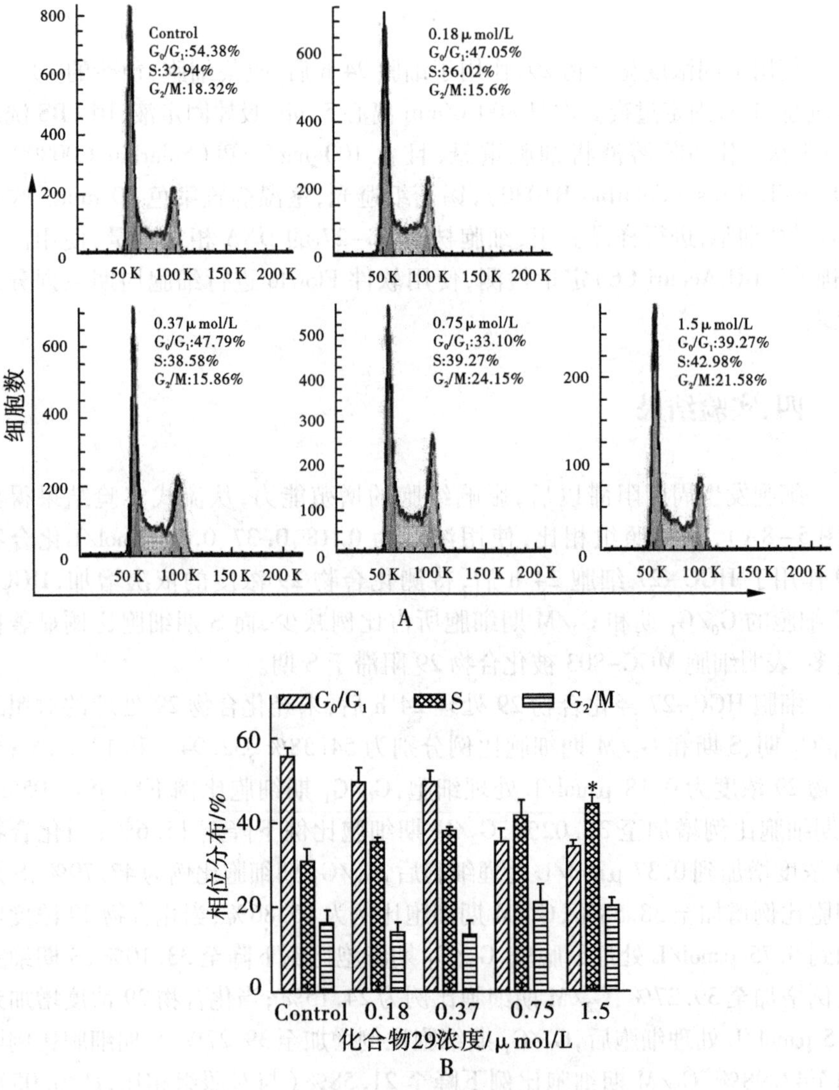

A. 化合物 29 处理胃癌细胞株 HGC-27 24 h 后，诱导细胞周期发生 S 期阻滞；B. 化合物 29 处理胃癌细胞株 HGC-27 24 h 后，诱导细胞周期发生 S 期阻滞

图 5-8 流式实验结果

第七节　新型 USP28 抑制剂诱导胃癌细胞系 HGC-27 细胞形态学研究

一、实验材料

实验材料同第二章第一节。

二、实验原理

Hoechst33342 属于一种荧光染料，可释放蓝色荧光，此染料可以透过细胞膜，特异性地对细胞核染色，具有较低的细胞毒性。Hoechst 33342 作为常用的 DNA 染料，可结合 A-T 键，对已经死亡的细胞和已经被 70% 冷乙醇固定细胞快速染色，使得活细胞被缓慢染色，一般经过 10 min，可达到饱和状态。在荧光显微镜下，活细胞的细胞核呈现弥散且均匀的蓝色荧光。当细胞发生凋亡以后，致密的颗粒块状荧光在细胞质或细胞核内可见。

三、实验方法

使用浓度分别为 0、0. 18、0. 37、0. 75、1. 5 μmol/L 化合物 29 作用于 HGC-27 细胞 72 h 后，用胰酶处理收集细胞，加适量 Hoechst 33342 染液，染色活细胞，锡箔纸避光，室温静置染色 30 min。低温离心，吸弃上层多余的染液 Hoechst 33342，使用 PBS 溶液洗 3 次，低温离心机，800 r/min 离心 4 min，再次使用 PBS 溶液重悬细胞，取体积为 40 μL 细胞悬浮液轻轻滴加在载玻片中间，用镊子轻轻地取盖玻片，盖在滴加样品处，使用荧光显微镜进行肉眼观察并拍照记录。

四、实验结果

使用不同浓度的化合物 29 作用于 HGC-27 细胞 72 h 后，随药物浓度增加，HGC-27 细胞的细胞核逐渐裂解，且破碎成碎块，产生凋亡小体，细胞最终被诱导发生死亡，而空白对照组的细胞核较完整，着色呈现均匀，荧光呈弥散状，比较黯淡（图 5-9）。

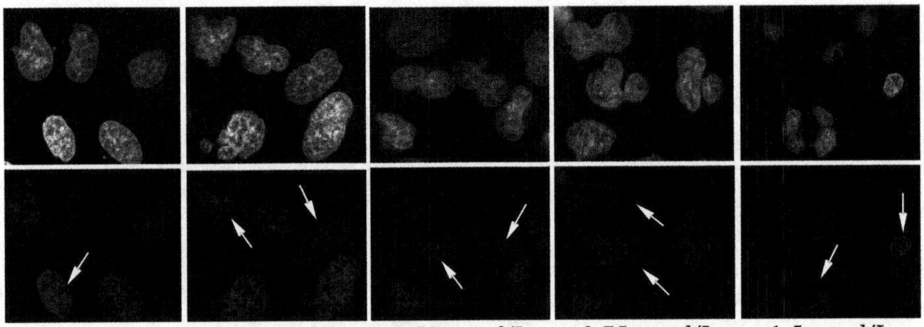

图 5-9 化合物 29 对 HGC-27 细胞形态作用研究

第八节 新型 USP28 抑制剂对胃癌细胞 HGC-27 凋亡作用研究

一、实验材料

实验材料同第四章第一节。

二、实验原理

细胞凋亡(apoptosis)是细胞膜磷脂酰丝氨酸(PS)从细胞膜内侧翻转至细胞膜外侧一种细胞程序性死亡。在这个过程中,细胞缩小,DNA 被核酸内切酶降解成 180~200 bp 片段。Annexin-V 是 PS 具有较高亲和力的磷脂结合蛋白,因此可与外翻 PS 结合检测凋亡细胞。死亡的细胞是细胞膜破裂,细胞膜 PS 也外翻,因而 Annexin-V 也会和死亡细胞结合出现假阳性。因此,结合另一种染料(如 PI)检测细胞膜的完整性,排除假阳性。因此,只有 FITC-Annexin V 发出绿色荧光,而没有 PI 红色荧光信号的细胞为凋亡早期细胞。没有任何明显荧光就是正常活细胞。散点图结果中,活细胞(FITC-/PI-)在左下象限;处理过程中人为造成损伤的细胞(FITC-/PI+)在左上象限;坏死的细胞或者晚期凋亡的细胞(FITC+/PI+)在右上象限;早期凋亡细胞(FITC+/PI-)在右下象限。

三、实验方法

计数细胞，铺于6孔板中，置于培养箱12 h，待贴壁后，使用浓度梯度为0、0.18、0.37、0.75、1.5 μmol/L的化合物29处理HGC-27细胞48 h后，使用胰酶消化细胞，分组于1.5 mL的EP管中，按照试剂盒相关说明书(Biovision)，轻轻加入一定量的结合液(Binding Buffer)和FITC-Annexin V和PI，锡箔纸避光，室温静置孵育5 min，使用流式细胞仪器分析早期凋亡细胞，进行数据处理。

四、实验结果

对HGC-27细胞，经化合物29作用后，诱导细胞凋亡率分别为6.5%(0.18 μmol/L)、9.3%(0.37 μmol/L)、10.5%(0.75 μmol/L)和21.2%(1.5 μmol/L)，与对照组0(0 μmol/L)相比具有显著性差异(P<0.01)。这些实验结果表明化合物29具有诱导HGC-27细胞发生凋亡的作用(图5-10)。

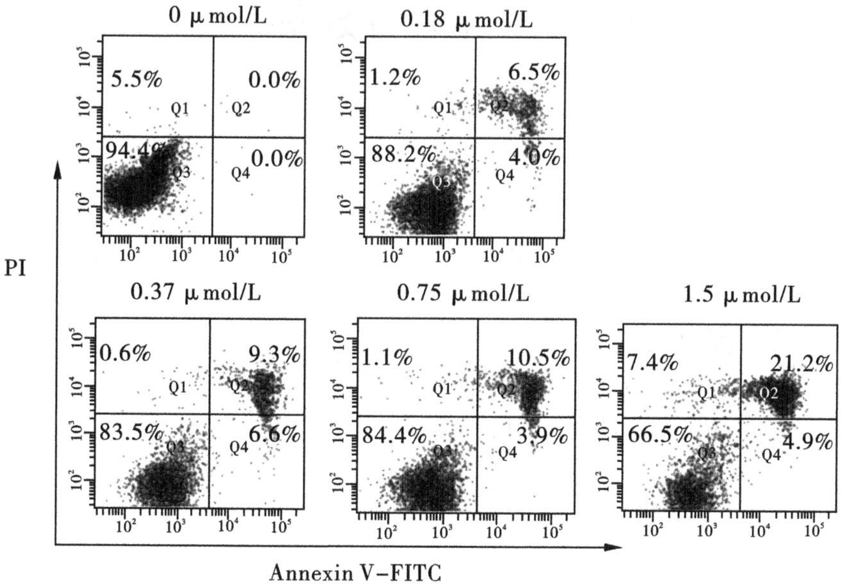

A

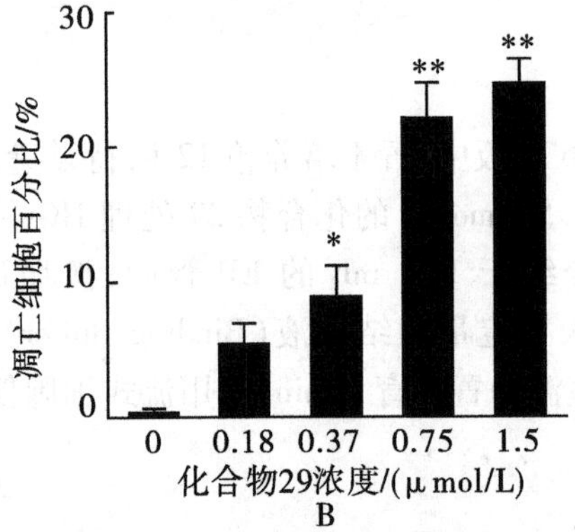

A. 流式细胞双染色法检测化合物29诱导HGC-27细胞发生凋亡；B. 凋亡细胞百分比。

图5-10 细胞凋亡实验结果

第九节 新型USP28抑制剂诱导胃癌细胞系HGC-27凋亡的分子机制

一、实验材料

实验材料同第四章第一节。

二、实验方法

实验方法同第四章第一节。

三、实验结果

从实验结果可以得出，化合物29可上调一些凋亡相关蛋白的表达水平，包括P53、P21、Cleaved PARP1和Cleaved caspase-7，而促凋亡蛋白Bax表达上升,抗凋亡蛋白 BCL-2 表达下降,同时引起细胞形态学变化。此实验揭示了化合物 29 诱导 HGC-27 由 P53 介导细胞凋亡的分子机制(图 5-11)。

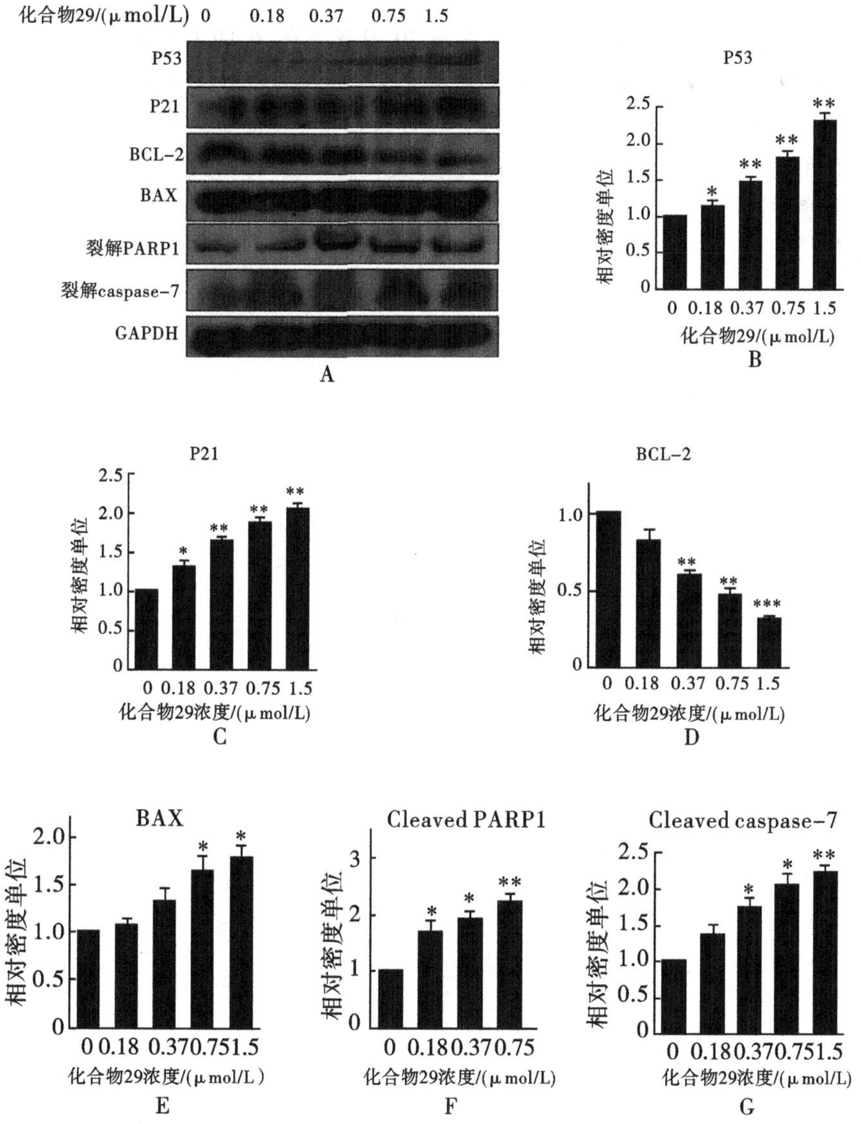

A. Western blot 实验分析化合物 29 诱导 HGC-27 细胞发生凋亡的分子机制;B. P53 表达水平;C. P21 表达水平;D. BCL-2 表达水平;E. BAX 表达水平;F. Cleaved PARP1 表达水平;G. Cleaved caspase-7 表达水平。

图 5-11 凋亡的分子机制

小 结

本章设计实验探索了所有化合物29对胃癌细胞HGC-27、MGC-803、SGC-7901、MKN-45、BGC-823和胃黏膜上皮细胞GES-1等多种胃细胞增殖的作用和影响。其中对化合物29进行深入研究，在细胞水平对细胞表型的作用，主要包括细胞克隆形成能力、细胞周期的影响以及细胞凋亡的分子机制等进行了探讨。表明化合物29具有很好的抑制胃癌细胞株生长的作用。

第六章 新型 USP28 抑制剂对胃癌细胞转移和上皮-间质细胞转变作用研究

肿瘤细胞增殖、分化异常以及侵袭和转移是恶性肿瘤基本的生物功能特性，其中侵袭和转移是直接导致恶性肿瘤扩散，甚至严重威胁患者生命健康的主要原因。探讨肿瘤细胞发生侵袭和转移的分子机制，干扰或者阻滞此途径对恶性肿瘤防治具有重要临床意义。已有文献报道，降低 LSD1 活性抑制肿瘤细胞增殖，且 LSD1 在多种肿瘤中高表达[89,95-97]，并可促进肿瘤转移和侵袭，用 LSD1 小分子化合物抑制剂抑制其活性或用 LSD1 的特异性 RNAi 下调其蛋白表达水平均可抑制肿瘤细胞侵袭和转移[87,98-105]。因此本章节将研究化合物 29 抑制 USP28 活性以后，缩短 LSD1 的半衰期，细胞内总的 LSD1 表达量下降，探讨是否进而影响了肿瘤细胞的迁移和 EMT 过程，进一步评价并将其对抑制迁移和 EMT 的分子机制进行研究。

第一节 划痕实验验证新型 USP28 抑制剂抑制肿瘤细胞系的转移

一、实验材料

实验材料同第四章第一节。

二、实验原理

细胞划痕实验是计数一定量的细胞接种在培养皿中，待细胞贴壁后，用无菌的枪头在培养皿中间轻轻画一条直线，加入培养基洗掉多余的细胞，加作用药物，换无血清培养基，继续静置培养细胞，设定间隔时间，在显微镜下观察细胞迁移到无细胞的划痕区域的距离，来间接判断细胞的转移能力。

三、实验方法

1. 培养板的准备：使用胰酶消化收集细胞，接种到 6 孔板，静置培养至细胞密度达到 90% 时，进行划痕操作。

2. 细胞划痕的操作：使用无菌的 10 μL 枪头，沿着盖子的边缘，轻轻地铺满细胞的 6 孔板中间区域，画一条直线，线条粗细保持均匀，画完以后，把飘起的多余细胞用 PBS 溶液洗掉。

3. 化合物作用划痕区域观察：于每孔中加入已经配制的化合物培养基（含 2% 血清）后，于 37 ℃培养箱中静置培养，设定时间点对各剂量组划痕结果进行拍照。

4. 拍照记录：使用显微镜，在不同时间点 24 h 和 48 h 拍照片，直观观察细胞经过化合物处理后细胞迁移的距离变化。

四、实验结果

通过划痕实验得出，化合物 29 使用浓度 0、0.37、0.75、1.5 μmol/L 处理胃癌细胞 HGC-27；化合物 29 使用浓度 0、1.5、3、6 μmol/L 处理胃癌细胞 MGC-803；化合物 29 使用浓度 0、3.5、7、14 μmol/L SGC-7901 处理胃癌细胞。如图 6-1 所示，不同胃癌细胞系经过化合物 29 处理 24 h 和 48 h 以后，在倒置显微镜下面观察得出，很明显抑制了 HGC-27、MGC-803 和 SGC-7901 等胃癌细胞的迁移能力。

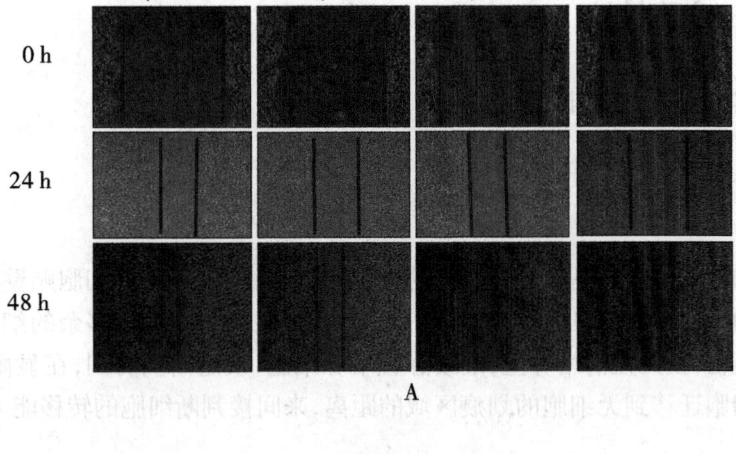

A

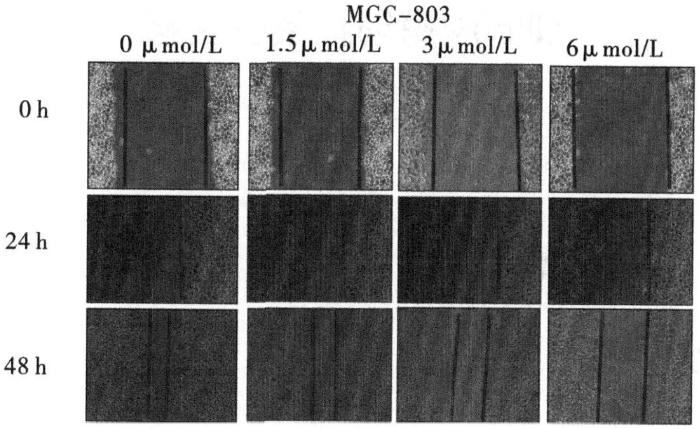

B

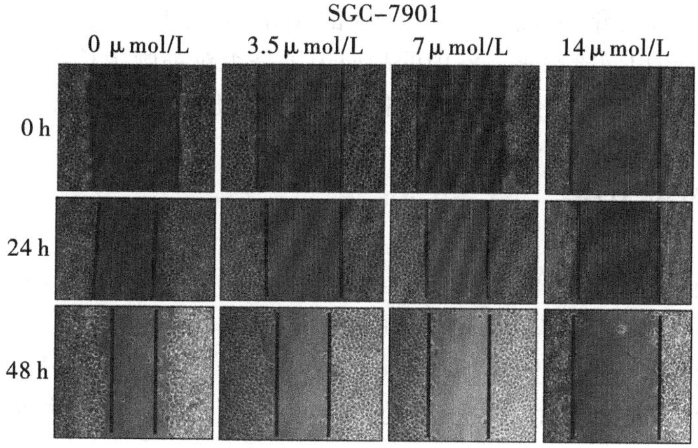

C

A. 划痕实验分析化合物29抑制HGC-27细胞转移的作用；B. 划痕实验分析化合物29抑制MGC-803细胞转移的作用；C. 划痕实验分析化合物29抑制SGC-7901细胞转移的作用。

图6-1 划痕实验结果

第二节 Transwell 实验验证新型 USP28 抑制剂抑制肿瘤细胞系的转移

一、实验材料

实验材料同第二章第一节。

二、实验原理

Transwell 实验:使用无菌镊子取 transwell 小室放入细胞培养板中,上室即小室,培养板内称作下室。上室内一般加入药物、细胞因子等进行作用,下室内加入一些细胞因子、血清等趋向因子,上室和下室中间用半透膜隔开。上室内接种细胞以后,下层培养液的成分可穿透中间的膜,作用于上室内的细胞,可以间接探索下室内的趋向因子是否对细胞生长产生影响。选择不同材质的膜和孔径大小,研究细胞迁移和细胞侵袭的作用。

三、实验方法

1. 轻轻用无菌的镊子取出 transwell 上层小室,放入 24 孔板中,轻轻加入体积为 600 μL 且含有 20% 血清的培养基。

2. 使用胰酶消化收集细胞,按每孔加入 6×10^3 个细胞,加入上室。

3. 上室加已配制好浓度梯度的化合物,加无血清培养基并使终体积为 400 μL。

4. 静置于细胞培养箱继续培养 48 h。

5. 用普通的镊子取出小室置于空白孔内,用棉签轻轻擦去上室内侧未穿过通透膜的多余细胞。

6. 取甲醇 600 μL 加入下室,确保上室完全浸入,室温固定 10 min,用 PBS 溶液洗 3 次,每次 5 min,吸弃。

7. 移走小室,倒置于桌面 10 ~ 20 min,风干。

8. 使用 PBS 溶液配制浓度为结晶紫溶液(0.1%),加 700 μL 于每个下室孔内,取上室浸入,置于 37 ℃ 培养箱中染色 30 min。

9. 取出小室，使用 PBS 溶液洗 3 次，使用高内涵拍照，并定量分析，统计结果。

四、实验结果

通过 transwell 迁移实验得出，化合物 29 使用浓度 0、0.37、0.75 μmol/L 处理胃癌细胞，很明显抑制了 HGC-27（图 6-2 A）和 MGC-803（图 6-2 B）的迁移能力。

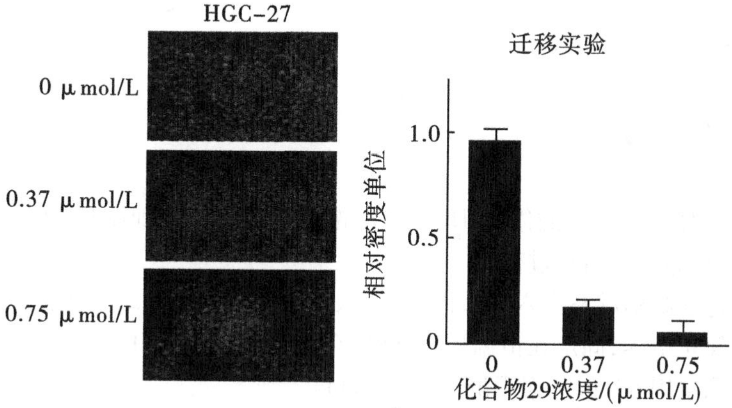

A

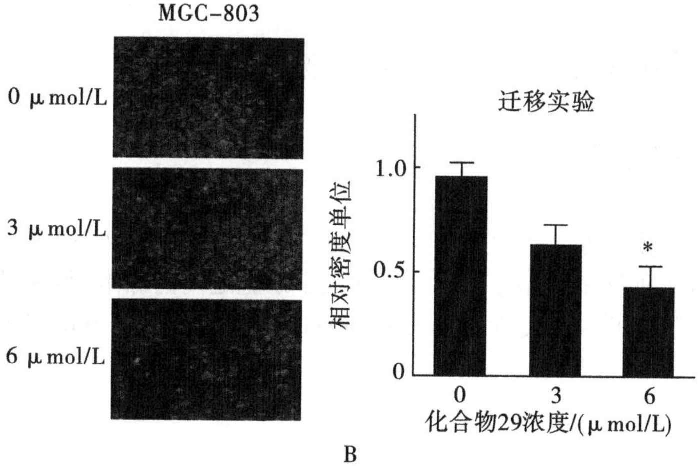

B

A. Transwell 实验分析化合物 29 抑制 HGC-27 细胞转移的作用；B. Transwell 实验分析化合物 29 抑制 MGC-803 细胞转移的作用。n=3，* $P<0.05$，** $P<0.01$

图 6-2　迁移实验结果

第三节　黏附实验验证新型 USP28 抑制剂抑制 HGC-27 肿瘤细胞 EMT 的作用研究

一、实验材料

实验材料同第二章第一节。

二、实验方法

1. 取对数生长期的细胞 HGC-27，按每孔 2×10^5 个细胞接种在六孔板中，置于培养箱中培养过夜。

2. 待细胞铺满整个六孔板以后，加入梯度浓度化合物 29 处理细胞 24 h。

3. 停止培养，固定在恒温摇床 250 r/min 37 ℃处理 2 h。

4. 取出用 4% 的多聚甲醛固定 30 min。

5. 纯净水轻轻洗掉脱落的细胞，0.007 5% 的结晶紫室温静置染色 20 min。

6. 再次使用纯净水洗 4 ~6 次，拍照，保存。

三、实验结果

通过黏附实验得出(图 6-3)，化合物 29 使用浓度 0、0.75、1.5、3.0 μmol/L处理胃癌细胞 HGC-27，增强了细胞之间的黏附，很明显抑制了 HGC-27 的上皮-间质细胞转变(epithelial-mesenchymal transition, EMT)过程。

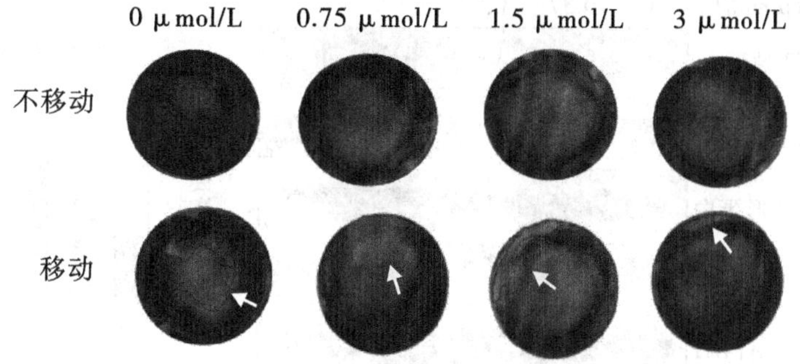

图6-3 黏附实验分析化合物29抑制HGC-27胃癌细胞EMT的作用研究

第四节 新型USP28抑制剂抑制HGC-27肿瘤细胞EMT的分子机制

一、实验材料

实验材料同第二章第一节。

二、实验方法

实验方法同第二章第一节。

三、实验结果

通过划痕实验、transwell实验和黏附实验，得出化合物29很明显抑制了HGC-27和MGC-803的迁移能力和EMT过程。其分子机制可能是，化合物29可通过抑制USP28，诱导LSD1表达量降低从而减弱其活性，抑制E-Cadherin的抑制转录因子ZEB1，激活E-Cadherin启动子，EMT标志物E-Cadherin表达上升，Vimentin表达下降，从而说明肿瘤细胞的转移被抑制，最终抑制肿瘤细胞的转移和EMT，即抑制上皮-间质细胞转变过程（图6-4）。

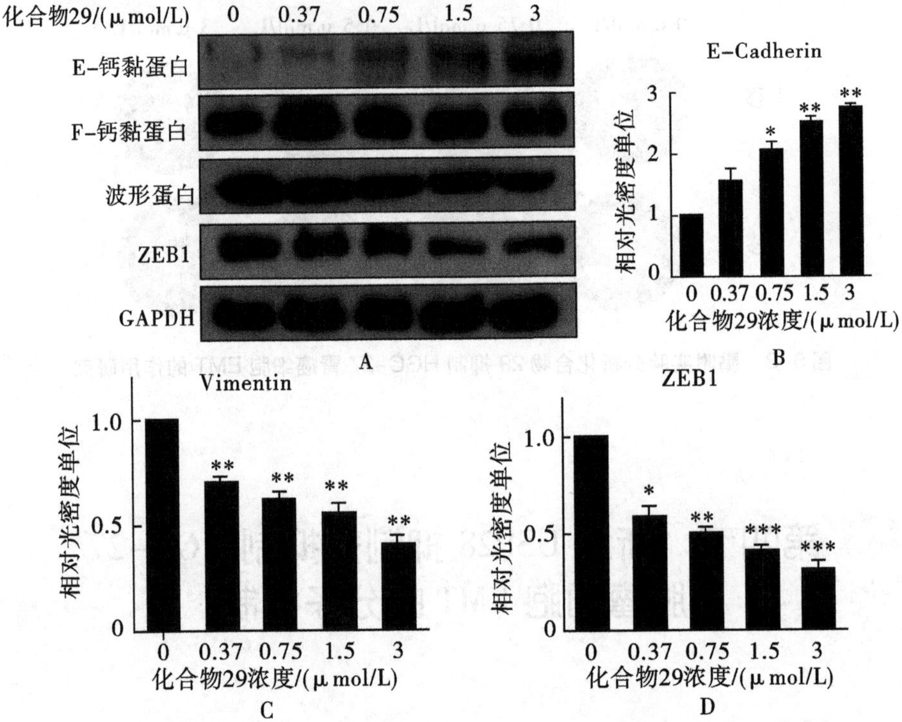

A. Western blot 实验分析化合物 29 抑制 HGC-27 胃癌细胞 EMT 的分子机制；B. 化合物 29 抑制 E-Cadherin 表达水平；C. 化合物 29 抑制 Vimentin 表达水平；D. 化合物 29 抑制 ZEB1 表达水平

图 6-4　EMT 通路的分子机制

小　结

本小节利用划痕实验、transwell 实验和黏附实验，验证了化合物 29 整体水平抑制胃癌细胞的迁移和 EMT 表型的变化。揭示了化合物 29 通过靶向 USP28，抑制了其蛋白活性，从而引起 LSD1 蛋白的不稳定，并经蛋白酶体途径被降解，进而抑制了胃癌细胞株 HGC-27 细胞的迁移能力和 EMT 进程。激活了 E-Cadherin 启动子，抑制 E-Cadherin 的抑制转录因子 ZEB1。

实验结果表明，EMT 标志物 E-Cadherin 表达水平上升，Vimentin 表达水平下降，抑制肿瘤细胞的转移和 EMT 过程，探讨其分子机制，对进一步研究化合物 29 在细胞水平的抑制作用提供了科学的理论基础。

结 论

本课题基于基因工程的方法，利用工程菌大肠杆菌，成功建立原核表达载体，并纯化得到人源重组蛋白 USP28，建立了基于荧光检测 USP28 抑制剂筛选模型。初步筛选到抑制 USP28 活性的目标化合物以后，围绕此化合物设计合成 33 个系列新结构的化合物。其中对 29 个化合物进行了 USP28 酶抑制活性评价，对其构效关系进行分析。其中有多个化合物具有较好 USP28 抑制活性，其中活性最好化合物 29 IC_{50} 为(1.10±0.02)μmol/L，对其进行了 USP28 酶活性筛选和评价，并进行深入研究。化合物 29 可逆性抑制 USP28 活性，对 USP28 高表达的胃癌细胞株有很好的增殖和克隆形成抑制作用，对 HGC-27 细胞株抑制效果尤为显著，并且介导 LSD1 和 c-Myc 的降解及半衰期的变化，低浓度抑制细胞的迁移和 EMT 过程。此发现是对 USP28 抑制剂化学结构类型的全新补充，对进一步研究 USP28 的生物机制及抗肿瘤药物的研究和发现都具有一定的意义。

本研究首次报道了一类新的可以通过抑制 USP28，引起 LSD1 和 c-Myc 蛋白的降解，并且能够同时抑制胃癌细胞增殖以及转移的选择性 USP28 抑制剂。同时探讨了胃癌细胞 HGC-27 中抑制 EMT 的分子机制，为以 USP28 为靶点抗肿瘤新药的研发及揭示肿瘤恶性转移的分子机制提供了重要的实验依据。

化合物 29 具有很好的 USP28 酶抑制活性，对胃癌类细胞株表现出显著的增殖、克隆形成和转移抑制活性，但该化合物由于水溶性差，影响了其体内活性评价，对其结构改进、剂型研究以及体内毒性的评价等方面需要进一步探索研究。以上研究结果对探索具有高效、高选择性的新型 USP28 抑制剂，研发以泛素蛋白酶体通路为靶点的新型抗肿瘤药物具有重要意义。

参考文献

[1]FIRESTEIN S. A nobel nose: the 2004 Nobel Prize in Physiology and Medicine[J]. Neuron,2005,45(3):333-338.

[2]YANG H, CHEN D, CUI Q C, et al. Celastrol, a Triterpene Extracted from the Chinese "Thunder of God Vine," Is a Potent Proteasome Inhibitor and Suppresses Human Prostate Cancer Growth in Nude Mice[J]. Cancer research,2006,66(9):4758-4765.

[3]LIU X, HUANG W, LI C, et al. Interaction between c-Abl and Arg Tyrosine Kinases and Proteasome Subunit PSMA7 Regulates Proteasome Degradation[J]. Molecular Cell,2006,22(3):317-327.

[4]IMAI Y, TAKAHASHI R. How do Parkin mutations result in neurodegeneration? [J]. Current,opinion in neurobiology 2004,14(3):384-389.

[5]SWATEK K N, KOMANDER D. Ubiquitin modifications[J]. Cell research,2016,26:399-422.

[6]LUDERS J, PYROWOLAKIS G, JENTSCH S. The ubiquitin-like protein HUB1 forms SDS-resistant complexes with cellular proteins in the absence of ATP[J]. EMBO reports,2003,26(4):1169-1174.

[7]PICKART C M, FUSHMAN D. Polyubiquitin chains: polymeric protein signals[J]. Current Opinion in Chemical Biology,2004,8(6):610-616.

[8]REYES-TURCU F E, VENTII K H, WILKINSON K D. Regulation and cellular roles of ubiquitin-specific deubiquitinating enzymes[J]. Annual review of biochemistry,2009,78:363-397.

[9]D'ARCY P, LINDER S. Proteasome deubiquitinases as novel targets for cancer therapy[J]. The international journal of biochemistry & cell biology,2012,44(11):1729-1738.

[10]WELCHMAN R L, GORDON C, MAYER R J. Ubiquitin and ubiquitin-like proteins as multifunctional signals[J]. Nature reviews Molecular cell biology,2005,6(8):599-609.

[11]KOMANDER D, REYES-TURCU F, LICCHESI J D, et al. Molecular

discrimination of structurally equivalent Lys 63-linked and linear polyubiquitin chains[J]. EMBO reports,2009,10(5):466-473.

[12]PICKART C M, EDDINS M J. Ubiquitin: structures, functions, mechanisms [J]. Biochimica et biophysica acta,2004,1695(1):55-72.

[13]KIM J H. Deubiquitinating Enzymes as Cellular Regulators[J]. Journal of Biochemistry,2003,134(1):9-18.

[14]AMERIK AY,HOCHSTRASSER M. Mechanism and function of deubiquitinating enzymes[J]. Biochimica et biophysica acta,2004,1695:189-207.

[15]FANG Y,FU D,SHEN X Z. The potential role of ubiquitin c-terminal hydrolases in oncogenesis[J]. Biochimica et biophysica acta,2010,1806(1):1-6.

[16]DAVIET L, COLLAND F. Targeting ubiquitin specific proteases for drug discovery[J]. Biochimie,2008,90(2):270-283.

[17]ELETR Z M, WILKINSON K D. Regulation of proteolysis by human deubiquitinating enzymes[J]. Biochimica et biophysica acta,2014,1843(1):114-128.

[18]SUN X X,DAI M S. Deubiquitinating enzyme regulation of the p53 pathway: A lesson from Otub1 [J]. World journal of biological chemistry, 2014, 5 (2): 75-84.

[19]SATO Y, YOSHIKAWA A, YAMAGATA A, et al. Structural basis for specific cleavage of Lys 63-linked polyubiquitin chains[J]. Nature,2008,455(7211): 358-362.

[20]SOWA M E, BENNETT E J, GYGI S P, et al. Defining the human deubiquitinating enzyme interaction landscape [J]. Cell, 2009, 138 (2): 389-403.

[21]ZHANG W, SIDHU S S. Development of inhibitors in the ubiquitination cascade[J]. FEBS letters,2014,588(2):356-367.

[22]CREMONA C A, SANCHO R, DIEFENBACHER M E, et al. Fbw7 and its counteracting forces in stem cells and cancer: Oncoproteins in the balance[J]. Seminars in cancer biology,2016,36:52-61.

[23]WEN Y,CUI R,ZHANG H,et al. ^{1}H, ^{13}C and ^{15}N backbone and side-chain resonance assignments of the N-terminal ubiquitin-binding domains of the human deubiquitinase Usp28[J]. Biomolecular NMR assignments,2014,8(2): 251-254.

[24]SAUER F,KLEMM T,KOLLAMPALLY R B,et al. Differential oligomerization of the deubiquitinases USP25 and USP28 regulates their Activities[J]. Molecular Cell,2019,74(3):421-435.

[25]GERSCH M,WAGSTAFF J L,TOMS A V,et al. Distinct USP25 and USP28 oli-

gomerization states regulate deubiquitinating activity[J]. Molecular Cell,2019,74(3):436-451.

[26]ZHANG D,ZAUGG K,MAK T W,et al. A role for the deubiquitinating enzyme USP28 in control of the DNA-damage response[J]. Cell,2006,126(3):529-542.

[27]BOHGAKI M, HAKEM A, HALABY M J, et al. The E3 ligase PIRH2 polyubiquitylates CHK2 and regulates its turnover[J]. Cell death and differentiation,2013,20(6):812-822.

[28]BASSERMANN F,FRESCAS D,GUARDAVACCARO D,et al. The Cdc14B-Cdh1-Plk1 axis controls the G_2 DNA-damage-response checkpoint[J]. Cell,2008,134(2):256-267.

[29]POPOV N,WANZEL M,MADIREDJO M,et al. The ubiquitin-specific protease USP28 is required for MYC stability[J]. Nat Cell Biol,2007,9(7):765-774.

[30]POPOV N,HEROLD S,LLAMAZARES M,et al. Fbw7 and Usp28 regulate myc protein stability in response to DNA damage[J]. Cell cycle,2014,6(19):2327-2331.

[31]WU Y,WANG Y,YANG X W H,et al. The deubiquitinase USP28 stabilizes LSD1 and confers stem-cell-like traits to breast cancer cells[J]. Cell reports,2013,5(1):224-236.

[32]GUO G,XU Y,GONG M,et al. USP28 is a potential prognostic marker for bladder cancer[J]. Tumour biology:the journal of the International Society for Oncodevelopmental Biology and Medicine,2014,35(5):4017-4022.

[33]DUROCHER D,PELLETIER L. 53BP1 goes back to its p53 roots[J]. Molecular Cell,2016,64(1):3-4.

[34]ZHAO L J,ZHANG T,FENG X J,et al. USP28 contributes to the proliferation and metastasis of gastric cancer[J]. Journal of cellular biochemistry,2019,120(5):7657-7666.

[35]FLUGEL D, GORLACH A, KIETZMANN T. GSK-3beta regulates cell growth,migration,and angiogenesis via Fbw7 and USP28-dependent degradation of HIF-1alpha[J]. Blood,2012,119(5):1292-1301.

[36]ZHENG Y C,DUAN Y C,MA J L,et al. Triazole-dithiocarbamate based selective lysine specific demethylase 1(LSD1) inactivators inhibit gastric cancer cell growth,invasion,and migration[J]. Journal of medicinal chemistry,2013,56(21):8543-8560.

[37]SEIBERLICH V,GOLDBAUM O,ZHUKAREVA V,et al. The small molecule inhibitor PR-619 of deubiquitinating enzymes affects the microtubule network and causes protein aggregate formation in neural cells:implications for neurode-

generative diseases[J]. Biochimica et biophysica acta, 2012, 1823(11): 2057-2068.

[38]ALTUN M, KRAMER H B, WILLEMS L I, et al. Activity-based chemical proteomics accelerates inhibitor development for deubiquitylating enzymes[J]. Chemistry & biology,2011,18(11):1401-1412.

[39]WRIGLEY J D, GAVORY G, SIMPSON I, et al. Identification and Characterization of Dual Inhibitors of the USP25/28 Deubiquitinating Enzyme Subfamily[J]. ACS chemical biology,2017,12(12):3113-3125.

[40]WERTZ I E, WANG X. From discovery to bedside: targeting the ubiquitin system[J]. Cell chemical biology,2019,26(2):156-177.

[41]YANG Y, KITAGAKI J, DAI R M, et al. Inhibitors of ubiquitin-activating enzyme(E1),a new class of potential cancer therapeutics[J]. Cancer research, 2007,67(19):9472-9481.

[42]CECCARELLI D F,TANG X,PELLETIER B,et al. An allosteric inhibitor of the human Cdc34 ubiquitin-conjugating enzyme[J]. Cell, 2011, 145(7): 1075-1087.

[43]HODGE C D, EDWARDS R A, MARKIN C J, et al. Covalent inhibition of Ubc13 affects ubiquitin signaling and reveals active site elements important for targeting[J]. ACS chemical biology,2015,10(7):1718-1728.

[44]TAN X,CALDERON-VILLALOBOS L I,SHARON M,et al. Mechanism of auxin perception by the TIR1 ubiquitin ligase[J]. Nature, 2007, 446(7136): 640-645.

[45]GOLLNER A,RUDOLPH D,ARNHOF H,et al. Discovery of novel Spiro[3H-indole-3,2′-pyrrolidin]-2(1H)-one compounds as chemically stable and orally active inhibitors of the MDM2-p53 interaction[J]. Journal of medicinal chemistry,2016,59(22):10147-10162.

[46]TAMANINI E,BUCK I M,CHESSARI G,et al. Discovery of a potent nonpeptidomimetic,small-molecule antagonist of cellular inhibitor of apoptosis protein 1 (cIAP1) and X-Linked inhibitor of apoptosis protein(XIAP) [J]. Journal of medicinal chemistry,2017,60(11):4611-4625.

[47]SOARES J,FOTOUHI GHAZVINI M A,BORGES N,et al. A stochastic model for energy resources management considering demand response in smart grids [J]. Electric Power Systems Research,2024,24(22),7335.

[48]FROST J,GALDEANO C,SOARES P,et al. Potent and selective chemical probe of hypoxic signalling downstream of HIF-alpha hydroxylation via VHL inhibition[J]. Nature communications,2016,7:13312.

[49]MATYSKIELA M E,LU G,ITO T,et al. A novel cereblon modulator recruits

GSPT1 to the CRL4(CRBN) ubiquitin ligase[J]. Nature, 2016, 535(7611): 252-257.

[50] SCHLIERF A, ALTMANN E, QUANCARD J, et al. Targeted inhibition of the COP9 signalosome for treatment of cancer[J]. Nature communications, 2016, 7: 13166.

[51] DAVIS M I, PRAGANI R, FOX J T, et al. Small molecule inhibition of the Ubiquitin-specific Protease USP2 Accelerates cyclin D1 Degradation and Leads to Cell Cycle Arrest in Colorectal Cancer and Mantle Cell Lymphoma Models[J]. The Journal of biological chemistry, 2016, 291(47): 24628-24640.

[52] MAGIERA K, TOMALA M, KUBICA K, et al. Lithocholic Acid Hydroxyamide Destabilizes Cyclin D1 and Induces G_0/G_1 Arrest by Inhibiting Deubiquitinase USP2a[J]. Cell chemical biology, 2017, 24(4): 458-470.

[53] POZHIDAEVA A, VALLES G, WANG F, et al. USP7-Specific Inhibitors Target and Modify the Enzyme's Active Site via Distinct Chemical Mechanisms[J]. Cell chemical biology, 2017, 24(12): 1501-1512.

[54] REVERDY C, CONRATH S, LOPEZ R, et al. Discovery of specific inhibitors of human USP7/HAUSP deubiquitinating enzyme[J]. Chemistry & biology, 2012, 19(4): 467-477.

[55] WEISBERG E L, SCHAUER N J, YANG J, et al. Inhibition of USP10 induces degradation of oncogenic FLT3[J]. Nature chemical biology, 2017, 13: 1207-1215.

[56] LAMBERTO I, LIU X, SEO H S, et al. Structure-Guided Development of a Potent and Selective Non-covalent Active-Site Inhibitor of USP7[J]. Cell chemical biology, 2017, 24(12): 1490-1500.

[57] TURNBULL A P, IOANNIDIS S, KRAJEWSKI W W, et al. Molecular basis of USP7 inhibition by selective small-molecule inhibitors[J]. Nature, 2017, 550(7677): 481-486.

[58] DI LELLO P, PASTOR R, MURRAY J M, et al. Discovery of Small-Molecule Inhibitors of Ubiquitin Specific Protease 7(USP7) Using Integrated NMR and in Silico Techniques[J]. Journal of medicinal chemistry, 2017, 60(24): 10056-10070.

[59] KATEGAYA L, DI LELLO P, ROUGE L, et al. USP7 small-molecule inhibitors interfere with ubiquitin binding[J]. Nature, 2017, 550(7677): 534-538.

[60] PAL A, DZIUBINSKI M, DI MAGLIANO M P, et al. Usp9x Promotes Survival in Human Pancreatic Cancer and Its Inhibition Suppresses Pancreatic Ductal Adenocarcinoma In Vivo Tumor Growth[J]. Neoplasia, 2018, 20(2): 152-164.

[61] POTU H, PETERSON L F, KANDARPA M, et al. Usp9x regulates Ets-1

ubiquitination and stability to control NRAS expression and tumorigenicity in melanoma[J]. Nature communications,2017,8:14449.

[62]KLUGE A F,LAGU B R,MAITI P,et al. Novel highly selective inhibitors of ubiquitin specific protease 30(USP30) accelerate mitophagy[J]. Bioorganic & medicinal chemistry letters,2018,28(15):2655-2659.

[63]LEE B H,LEE M J,PARK S,et al. Enhancement of proteasome activity by a small-molecule inhibitor of USP14[J]. Nature,2010,467(7312):179-184.

[64]BOSELLI M,LEE B H,ROBERT J,et al. An inhibitor of the proteasomal deubiquitinating enzyme USP14 induces tau elimination in cultured neurons[J]. The Journal of biological chemistry,2017,292(47):19209-19225.

[65]PEREZ C,LI J,PARLATI F,et al. Discovery of an Inhibitor of the Proteasome Subunit Rpn11[J]. Journal of medicinal chemistry,2017,60(4):1343-1361.

[66]LI J,YAKUSHI T,PARLATI F,et al. Capzimin is a potent and specific inhibitor of proteasome isopeptidase Rpn11[J]. Nature chemical biology,2017,13(5):486-493.

[67]LAUINGER L,LI J,SHOSTAK A,et al. Thiolutin is a zinc chelator that inhibits the Rpn11 and other JAMM metalloproteases[J]. Nature chemical biology,2017,13(7):709-714.

[68]LU X,NOWICKA U,SRIDHARAN V,et al. Structure of the Rpn13-Rpn2 complex provides insights for Rpn13 and Uch37 as anticancer targets[J]. Nature communications,2017,8:15540.

[69]SONG Y,RAY A,LI S,et al. Targeting proteasome ubiquitin receptor Rpn13 in multiple myeloma[J]. Leukemia,2016,30(9):1877-1886.

[70]ANCHOORI R K,KARANAM B,PENG S,et al. A bis-benzylidine piperidone targeting proteasome ubiquitin receptor RPN13/ADRM1 as a therapy for cancer[J]. Cancer cell,2013,24(6):791-805.

[71]TRADER D J,SIMANSKI S,KODADEK T. A reversible and highly selective inhibitor of the proteasomal ubiquitin receptor rpn13 is toxic to multiple myeloma cells[J]. Journal of the American Chemical Society,2015,137(19):6312-6319.

[72]MAGNAGHI P,D'ALESSIO R,VALSASINA B,et al. Covalent and allosteric inhibitors of the ATPase VCP/p97 induce cancer cell death[J]. Nature chemical biology,2013,9(9):548-556.

[73]MILHOLLEN M,SAPPAL D,DUFFY J,et al. 577 Characterization of the cellular mechanism of action of the first in class investigational inhibitor of the Ubiquitin Activating Enzyme,MLN7243[J]. European Journal of Cancer,2014,50:186.

[74] SOUCY T A, SMITH PG, MILHOLLEN M A, et al. An inhibitor of NEDD8-activating enzyme as a new approach to treat cancer[J]. Nature, 2009, 458(7239):732-736.
[75] AGUILAR A, LU J, LIU L, et al. Discovery of 4-((3′R,4′S,5′R)-6″-Chloro-4′-(3-chloro-2-fluorophenyl)-1′-ethyl-2″-oxodispiro[cyclohexane-1,2′-pyrrolidine-3′,3″-indoline]-5′-carboxamido)bicyclo[2.2.2]octane-1-carboxylic Acid (AA-115/APG-115): A Potent and Orally Active Murine Double Minute 2 (MDM2) Inhibitor in Clinical Development[J]. Journal of medicinal chemistry, 2017, 60:2819-2839.
[76] HOLZER P, MASUYA K, FURET P, et al. Discovery of a Dihydroisoquinolinone Derivative (NVP-CGM097): A Highly Potent and Selective MDM2 Inhibitor Undergoing Phase 1 Clinical Trials in p53wt Tumors[J]. Journal of medicinal chemistry, 2015, 58(16):6348-6358.
[77] HAGNER P R, MAN H W, FONTANILLO C, et al. CC-122, a pleiotropic pathway modifier, mimics an interferon response and has antitumor activity in DLBCL[J]. Blood, 2015, 126(6):779-789.
[78] RASCO DW, PAPADOPOULOS KP, POURDEHNAD M, et al. A First-in-Human Study of Novel Cereblon Modulator Avadomide (CC-122) in Advanced Malignancies[J]. Clinical cancer research: an official journal of the American Association for Cancer Research, 2019, 25(1):90-98.
[79] MATYSKIELA ME, ZHANG W, MAN HW, et al. A Cereblon Modulator (CC-220) with Improved Degradation of Ikaros and Aiolos[J]. Journal of medicinal chemistry, 2018, 61(2):535-542.
[80] HAN T, GORALSKI M, GASKILL N, et al. Anticancer sulfonamides target splicing by inducing RBM39 degradation via recruitment to DCAF15[J]. Science, 2017, 356(6336):13755.
[81] CLEASBY A, YON J, DAY P J, et al. Structure of the BTB domain of Keap1 and its interaction with the triterpenoid antagonist CDDO[J]. PloS one, 2014, 9(6):e98896.
[82] WANG X, MAZURKIEWICZ M, HILLERT E K, et al. Corrigendum: The proteasome deubiquitinase inhibitor VLX1570 shows selectivity for ubiquitin-specific protease-14 and induces apoptosis of multiple myeloma cells[J]. Scientific reports, 2016, 6:30667.
[83] CHAUHAN D, SINGH A V, AUJAY M, et al. A novel orally active proteasome inhibitor ONX 0912 triggers in vitro and in vivo cytotoxicity in multiple myeloma[J]. Blood, 2010, 116(23):4906-4915.
[84] PIVA R, RUGGERI B, WILLIAMS M, et al. CEP-18770: A novel, orally active-

proteasome inhibitor with a tumor-selective pharmacologic profile competitive with bortezomib[J]. Blood,2008,111(5):2765-2775.

[85] CHAUHAN D,CATLEY L,LI G,et al. A novel orally active proteasome inhibitor induces apoptosis in multiple myeloma cells with mechanisms distinct from Bortezomib[J]. Cancer cell,2005,8(5):407-419.

[86] LE MOIGNE R,AFTAB BT,DJAKOVIC S,et al. The p97 Inhibitor CB-5083 Is a Unique Disrupter of Protein Homeostasis in Models of Multiple Myeloma[J]. Molecular cancer therapeutics,2017,16(11):2375-2386.

[87] FISCHER E S,BOHM K,LYDEARD J R,et al. Structure of the DDB1-CRBN E3 ubiquitin ligase in complex with thalidomide[J]. Nature,2014,512(7512): 49-53.

[88] KIM K B,CREWS C M. From epoxomicin to carfilzomib: chemistry, biology, and medical outcomes[J]. Natural product reports,2013,30(5):600-4.

[89] KUPPERMAN E,LEE EC,CAO Y,et al. Evaluation of the proteasome inhibitor MLN9708 in preclinical models of human cancer[J]. Cancer research,2010, 70(5):1970-1980.

[90] HAYAMI S,KELLY J D,CHO H S,et al. Overexpression of LSD1 contributes to human carcinogenesis through chromatin regulation in various cancers[J]. International journal of cancer,2011,128(3):574-586.

[91] LIM S,JANZER A,BECKER A,et al. Lysine-specific demethylase 1(LSD1) is highly expressed in ER-negative breast cancers and a biomarker predicting aggressive biology[J]. Carcinogenesis,2010,31(3):512-520.

[92] LV T, YUAN D, MIAO X, et al. Over-expression of LSD1 promotes proliferation,migration and invasion in non-small cell lung cancer[J]. PloS one, 2012,7(4):e35065.

[93] METZGER E,WISSMANN M,YIN N,et al. LSD1 demethylates repressive histone marks to promote androgen-receptor-dependent transcription[J]. Nature, 2005,437:436-439.

[94] HAZELDINE S, PACHAIYAPPAN B, STEINBERGS N, et al. Low molecular weight amidoximes that act as potent inhibitors of lysine-specific demethylase 1[J]. Journal of medicinal chemistry,2012,55(17),7378-7391.

[95] MA L Y,ZHENG Y C,WANG S Q, et al. Design, synthesis, and structure-activity relationship of novel LSD1 inhibitors based on pyrimidine-thiourea hybrids as potent, orally active antitumor agents[J]. Journal of medicinal chemistry,2015,58(4):1705-1716.

[96] ZHU Q, HUANG Y, MARTON L J, et al. Polyamine analogs modulate gene expression by inhibiting lysine-specific demethylase 1(LSD1) and altering

chromatin structure in human breast cancer cells[J]. Amino Acids,2011,42(2):887-898.

[97]KALLURI R, WEINBERG R A. The basics of epithelial - mesenchymal transition[J]. Journal of Clinical Investigation,2009,119(6):1420-1428.

[98]LI Z, DING L, LI Z, et al. Development of the triazole - fused pyrimidinederivatives as highly potent and reversible inhibitors of histone lysine specific demethylase 1 (LSD1/KDM1A) [J]. Acta pharmaceutica Sinica B, 2019,9(4):794-808.

[99]WILLMANN D, LIM S, WETZEL S, et al. Impairment of prostate cancer cell growth by a selective and reversible lysine - specific demethylase 1 inhibitor[J]. International journal of cancer,2012,131(11):2704-2709.

[100]NIE Z,SHI L,LAI C,et al. Structure-based design and discovery of potent and selective lysine - specific demethylase 1 (LSD1) inhibitors [J]. Bioorganic & medicinal chemistry letters,2019,29(1):103-106.

[101]LI Z R,SUO F Z,HU B,et al. Identification of osimertinib(AZD9291) as a lysine specific demethylase 1 inhibitor[J]. Bioorganic chemistry, 2019, 84: 164-169.

[102]YU Y, WANG B, ZHANG K, et al. High expression of lysine - specific demethylase 1 correlates with poor prognosis of patients with esophageal squamous cell carcinoma [J]. Biochemical and biophysical research communications,2013,437(2):192-198.

[103]TANG M,SHEN H,JIN Y,et al. The malignant brain tumor(MBT) domain protein SFMBT1 is an integral histone reader subunit of the LSD1 demethylase complex for chromatin association and epithelial - to - mesenchymal transition [J]. The Journal of biological chemistry, 2013, 288 (38): 27680-27691.

[104]FERRARI- AMOROTTI G, FRAGLIASSO V, ESTEKI R, et al. Inhibiting interactions of lysine demethylase LSD1 with snail/slug blocks cancer cell invasion[J]. Cancer research,2013,73(1):235-245.

[105]ZHU D,HOLZ S,METZGER E,et al. Lysine-specific demethylase 1 regulates differentiation onset and migration of trophoblast stem cells[J]. Nature communications,2014,5:3174.